新文京開發出版股份有限公司

NEW WCDP

新世紀・新視野・新文京 — 精選教科書・考試用書・專業參考書

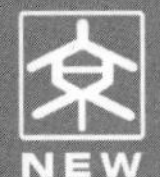

New Wun Ching Developmental Publishing Co., Ltd.

New Age · New Choice · The Best Selected Educational Publications — NEW WCDP

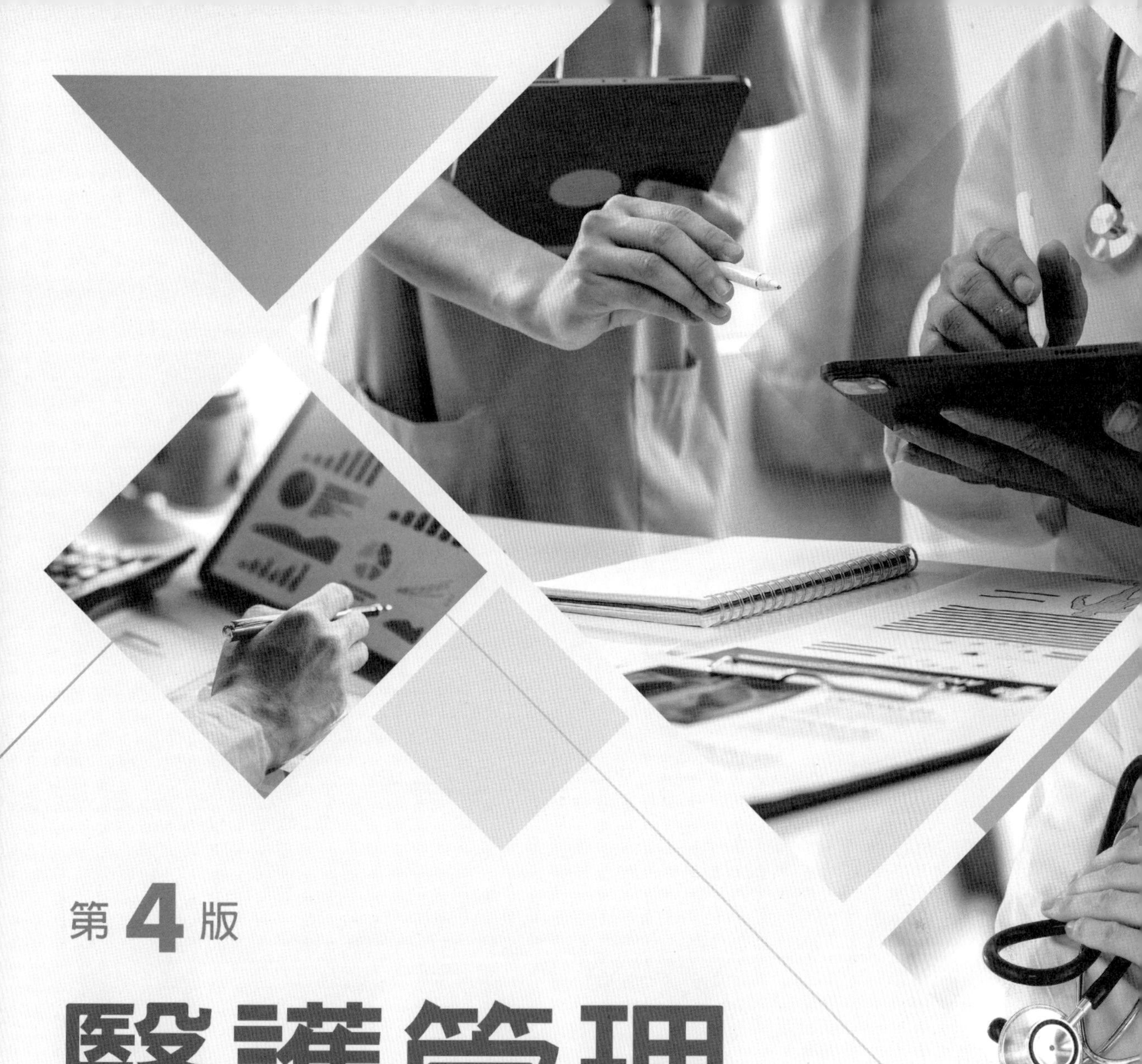

第 4 版

醫護管理專業術語

楊紅玉　謝中興／編著

Health Care and Management Terminology

4th Edition

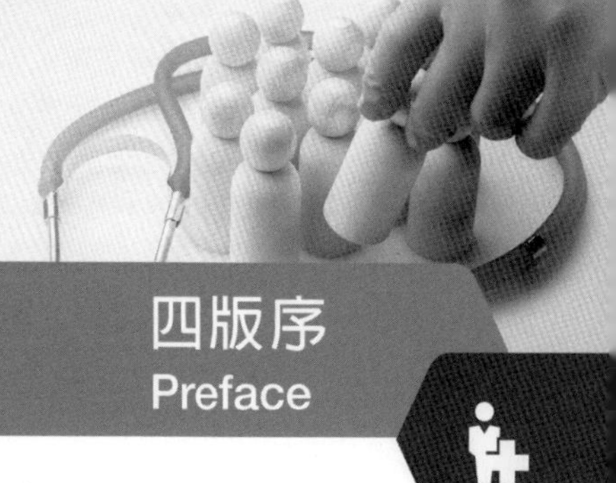

四版序
Preface

俗語說的好：「工欲善其事，必先利其器。」對剛接觸醫學領域的初學者而言，醫學字彙冗長難記，常使人不知所措，以致興趣缺缺，但在學習階段及臨床上若對醫學字彙不熟悉，則會徒增學習上的困擾，並妨礙工作的進行及溝通的困難，所以，若在初學階段能奠定良好的基礎及認識，對醫護人員及醫管人員的學習與工作，必能達到事半功倍之效。

本書是因應醫管學生和醫護人員的需求所編著。在第一章及第三章字彙及字詞的前面放置縮寫，是因應目前臨床實務上許多醫護人員書寫方面的需要，我們也盡量收入最新、最常用的醫學、醫管名詞。第二章是以英文字母索引的編排法，介紹醫學字彙常用之字根、字首及字尾，使初學者在學習醫學字彙時能以簡單又有趣的規則來記憶。第四章則提供病歷常見的表單，使初學者能將第一、二章所學習的字彙應用在病歷表單上。第五章則提供各科病歷閱讀參考，以醫院實務病歷供學生及讀者了解如何學習並將前面所學的醫學字彙運用在閱讀病歷。

本書能夠順利完成付梓，真的要感謝許多人的支持與協助，尤其特別感謝各方學者及專家寶貴意見，讓第四版進行調整與除錯的工作更為順利；因醫學日新月異，第四版中加了新的醫學及醫管術語，含全球大流行的嚴重特殊傳染性肺炎(COVID-19)，我們盼望能比之前更為進步，能幫助更多學生。未來仍期待各位先進前輩們不吝指正，讓本書更臻完美。

楊紅玉、謝中興 謹誌

sjscarol@yahoo.com.tw

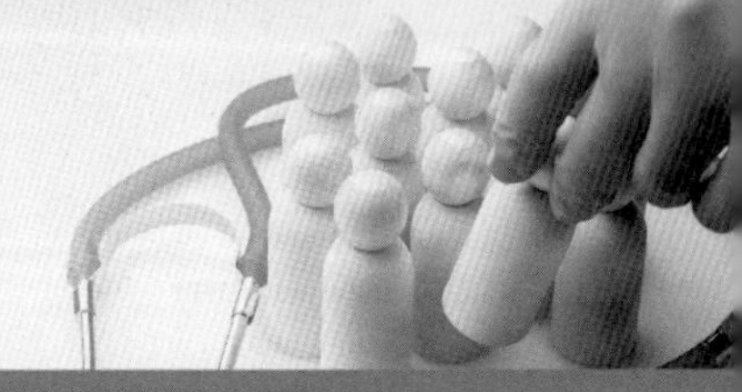

編著者介紹
About the Authors

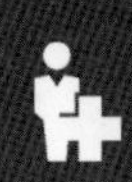

楊紅玉

- 台北醫學院護理系理學士
- 中國醫藥學院醫務管理研究所碩士
- 中華大學科技管理研究所博士
- 元培醫事科技大學醫管系副教授

謝中興

- 中國醫藥大學藥學系理學士
- 中國醫藥大學學士後中醫系醫學士
- 晉業中醫診所院長
- 新竹市中醫師公會常務監事
- 中醫門診醫療服務審查執行會北區分會執行長

目錄
Contents

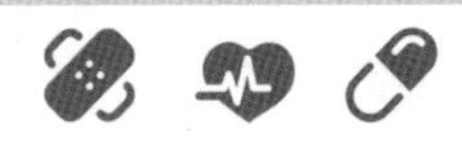

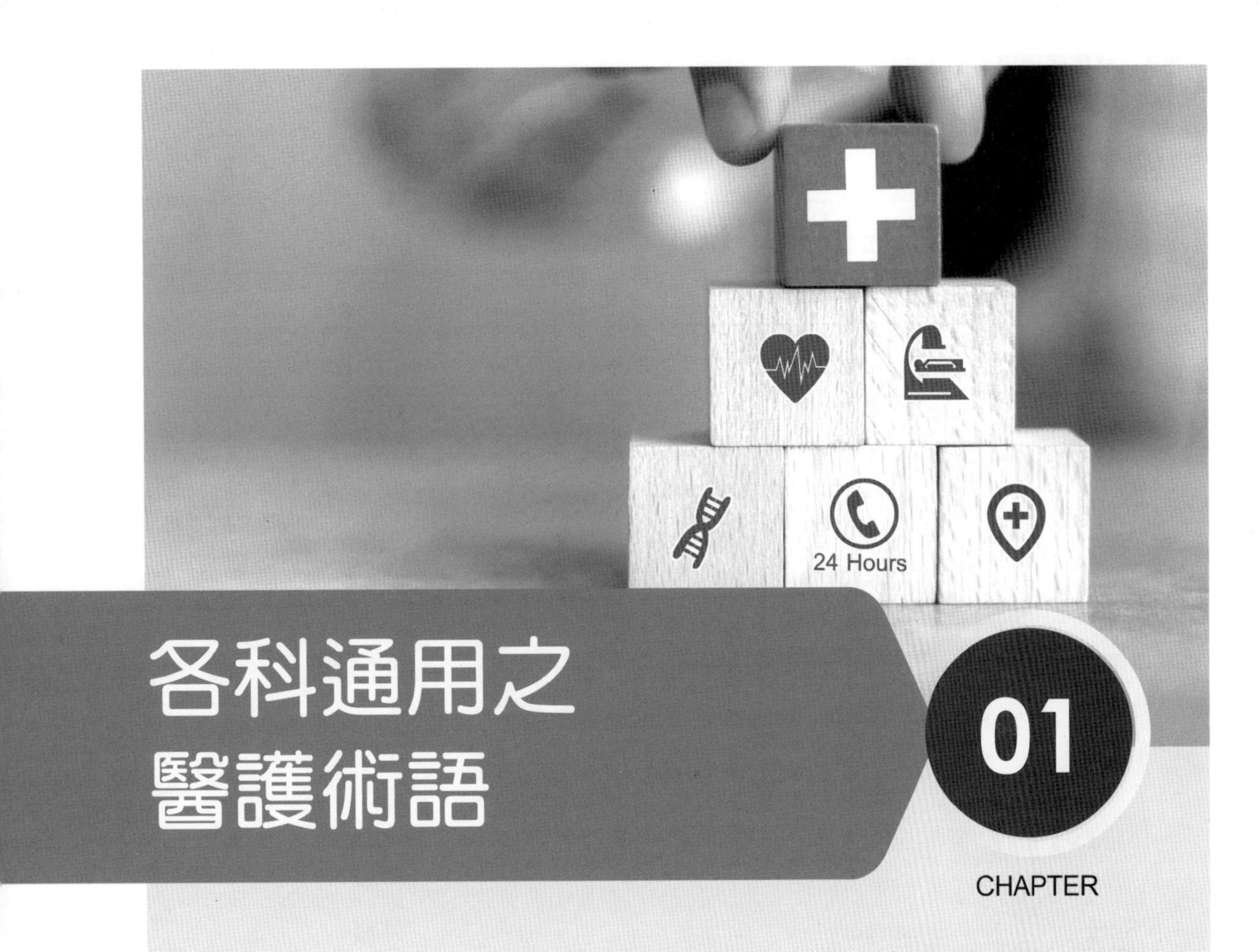

各科通用之醫護術語

CHAPTER 01

本章介紹各科通用之醫護術語，有系統的分類，讓初學者及讀者有整體的概念。其中第五節常見診斷、第六節常見檢查名稱、第八節常見手術名稱及第九節常見治療及護理，可使讀者在學習基礎醫學相關科目或疾病分類時，減輕對醫學專業術語之陌生感，提高學習效率。另外第十節常見藥物用語、第十一節治療性飲食及第十二節常見病房物品，可使讀者認識其用法及醫囑之寫法，能在臨床實習時達到事半功倍之效。

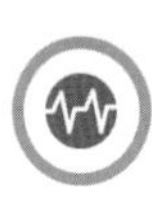

第一節 醫院相關單位

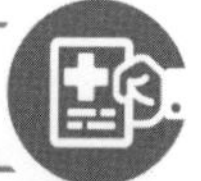

縮寫	全文	中文
Ⓗ, hosp.	hospital [ˈhaspitḷ]	醫院
O.P.D.	outpatient department [ˈaʊtpeʃənt dɪˈpartmənt]	門診部
E.R.	emergency room [ɪˈmɜdʒənsɪ rum]	急診
I.P.D.	inpatient department [ˈɪnpeʃənt dɪˈpartmənt]	住院部
	discharge [dɪsˈtʃardʒ]	出院處
Med.	medicine [ˈmɛdɪsṇ]	內科
Surg.	surgery [ˈsɜdʒərɪ]	外科
G.M.	general medicine [ˈdʒɛnərəl ˈmɛdɪsṇ]	一般內科
G.S.	general surgery [ˈdʒɛnərəl ˈsɜdʒərɪ]	一般外科
Neuro.	neurology [njuˈralədʒɪ]	神經內科
N.S.	neurosurgery [ˌnjʊroˈsɜdʒərɪ]	神經外科
Cardio.	cardiology [ˌkardɪˈalədʒɪ]	心臟內科
C.V.S.	cardiovascular surgery [ˌkardɪəˈvæskjələ ˈsɜdʒərɪ]	心臟血管外科
Uro.	urology [juˈralədʒɪ]	泌尿科
Nephro.	nephrology [nəˈfralədʒɪ]	腎臟科

縮寫	全文	中文
	pulmonary and critical care medicine [ˈpʌlmə͵nɛrɪ ænd ˈkrɪtɪkl̩ kɛr ͵mɛdəsn]	胸腔暨重症科
	gastroenterology and hepatology [͵gæstro͵ɛn təˈralədʒɪ ænd hɪˈpæt ˈalədʒɪ]	腸胃肝膽科
	allergy / immunology / rheumatology [ˈæləˑdʒɪ / ͵ɪmjəˈnalədʒi / ͵ruməˈtalədʒɪ]	過敏免疫風濕科
	colon and rectal surgery [ˈkolən ænd ˈrɛktl̩ ˈsɝdʒərɪ]	大腸直腸外科
	hematology and oncology [͵himəˈtalədʒɪ ænd aŋˈkalədʒɪ]	血液腫瘤科
Endo. & Meta.	endocrinology and metabology [͵ɛndokrɪˈnalədʒɪ ænd ͵mɛtəˈbalədʒɪ]	內分泌新陳代謝科
E.N.T.	ear, nose, throat [ir noz θrot]	耳鼻喉科
Gyn.	gynecology [͵gaɪnəˈkalədʒɪ]	婦科
Obs.	obstetrics [əbˈstɛtrɪks]	產科
O.B.G.	obsterics and gynecology [əbˈstɛtrɪks ænd ͵gaɪnəˈkalədʒɪ]	婦產科
Ped.	pediatrics [͵pidɪˈætrɪks]	兒科
Oph.	ophthalmology [͵afθælˈmalədʒɪ]	眼科
Derm.	dermatology [dɝməˈtalədʒɪ]	皮膚科
Dent.	dentology [dɛnˈtalədʒɪ]	牙科
Ortho.	orthopedics [͵ɔrθəˈpidɪks]	骨科
P.S.	plastic surgery [ˈplæstɪk ˈsɝdʒərɪ]	整形外科

縮寫	全文	中文
Reh.	rehabilitation [ˌrihəˌbɪlɪˈteʃən]	復健科
Psy.	psychiatry [saɪˈkɪətrɪ]	精神科
F.M.	family medicine [ˈfæməlɪ ˈmɛdɪsn̩]	家庭醫學科
Path.	pathology [pæˈθalədʒɪ]	病理科
	Chinese Medicine [tʃaɪˈniz ˈmɛdɪsɪn]	中醫
I.C.U.	intensive care unit [ɪnˈtɛnsɪv kɛr ˈjunɪt]	加護病房
M.I.C.U.	medical intensive care unit [ˈmɛdɪkl̩ ɪnˈtɛnsɪv kɛr ˈjunɪt]	內科加護病房
S.I.C.U.	surgery intensive care unit [ˈsɝdʒərɪ ɪnˈtɛnsɪv kɛr ˈjunɪt]	外科加護病房
N.I.C.U.	neonatal intensive care unit [ˌniəˈnetl̩ ɪnˈtɛnsɪv kɛr ˈjunɪt]	新生兒加護病房
N.S.I.C.U.	neurosurgical intensive care unit [ˌnjurəˈsɝdʒɪkəl ɪnˈtɛnsɪv kɛr ˈjunɪt]	神經外科加護病房
T.I.C.U.	trauma intensive care unit [ˈtrɔmə inˈtɛnsɪv kɛr ˈjunɪt]	外傷加護病房
C.C.U.	coronary care unit [ˈkɔrəˌnɛrɪ kɛr ˈjunɪt]	心臟內科加護病房
C.V.S.I.C.U.	cardiovascular surgery intensive care unit [ˌkardɪoˈvæskjələ˞ ˈsɝdʒərɪ ɪnˈtɛnsɪv kɛr ˈjunɪt]	心臟外科加護病房
P.I.C.U.	pediatric intensive care unit [ˌpidɪˈætrɪk ɪnˈtɛnsɪv kɛr ˈjunɪt]	小兒加護病房
B.C.U.	burn care unit [bɝn kɛr ˈjunɪt]	燒傷病房

縮寫	全文	中文
R.C.C.	respiration care center [ˌrɛspəˈreʃən kɛr ˈsɛntɚ]	呼吸治療中心
R.C.W.	respiration care ward [ˌrɛspəˈreʃən kɛr wɔrd]	呼吸治療病房
B.R.	baby room [ˈbebɪ rum]	嬰兒室
D.R.	delivery room [dɪˈlɪvərɪ rum]	產房
O.R.	operating room [ˈapəˌretɪŋ rum]	開刀房
P.O.R.(R.R.)	post-operative room(recovery room) [postˈapərətɪv rum] [rɪˈkʌvɚɪ rum]	恢復室
H.R., H/R, HDR, Hemo. room	hemodialysis room [ˌhɪmədaɪˈælɪsɪs rum]	血液透析室（洗腎室）
Cath. room	cardiac catheter room [ˈkardɪˌæk ˈkæθɪtɚ rum]	心導管室
Lab.	laboratory [ˈlæbərəˌtorɪ]	檢驗室
X-ray room	radiology room [ˌredɪˈalədʒɪ rum]	放射線室
	isolation ward [ˌaɪsəˈleʃən wɔrd]	隔離病房
	hospice ward [ˈhaspɪs wɔrd]	安寧病房
	medical record room [ˈmɛdɪkl̩ ˈrɛkɚd rum]	病歷室
	blood bank [blʌd bæŋk]	血庫
C.S.R.	central supply room [ˈsɛntrəl səˈplaɪ rum]	供應中心
	clinic [ˈklɪnɪk]	診所

縮寫	全文	中文
	pharmacy [ˊfɑrməsɪ]	藥局
C.D.C.	Center for Disease Control [ˊsɛntɚ fɔr dɪˊziz kənˊtrol]	疾病管制署
M.O.H.W.	Ministry of Health and Welfare [ˊmɪnɪstrɪ əv hɛlθ ænd ˊwɛl͵fɛr]	衛生福利部

第二節 醫院人員職稱

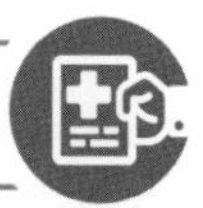

縮寫	全文	中文
	Intern [ˈɪntɜn]	實習醫師
P.G.Y.	post graduate year program [ˌpost ˈgrædʒuet jɪr ˈprogræm]	畢業後一般醫學訓練計畫
R.	resident [ˈrɛzədənt]	住院醫師
R1	first-year resident [fɜst jɪr ˈrɛzədənt]	第一年住院醫師
R2	second-year resident [ˈsɛkənd jɪr ˈrɛzədənt]	第二年住院醫師
C.R.	chief resident [tʃɪf ˈrɛzədənt]	總住院醫師
	fellow [ˈfɛlo]	研究員
V.S.	visiting staff (Attending Physician) [ˈvɪzɪtɪŋ stæf] [əˈtɛndɪŋ fɪˈzɪʃən]	主治醫師
H.N.	head nurse [hɛd nɜs]	護理長
N.S.P.	(nurse) specialist [nɜs] [ˈspɛʃəlɪst]	專科護理師
P.A.	physician assistant [fɪˈzɪʃən əˈsɪstənt]	醫師助理
R.N.	registered nurse [ˈrɛdʒɪstəd nɜs]	護理師
R.N.A.	registered nurse anesthetist [ˈrɛdʒɪstəd nɜs əˈnɛsθətɪst]	麻醉護理師
P.N.	primary nurse [ˈpraɪˌmərɪ nɜs]	全責護士 （主責護士）
	private duty nurse (special nurse) [ˈpraɪvɪt djutɪ nɜs] [ˈspɛʃəl nɜs]	私人值班護士 （特別護士）

縮寫	全文	中文
S.N.	student nurse [ˊstjudənt nɝs]	護生
L.M.D.	local medical doctor [ˊlokl̩ ˊmɛdɪkl̩ ˊdaktɚ]	地方開業醫師
	pharmacist [ˊfarməsɪst]	藥劑師
	dietician [daɪəˊtɪʃən]	營養師
M.T.	medical technologist [ˊmɛdɪkl̩ tɛkˏnalədʒɪst]	醫檢師
O.T.	occupational therapist [ˏakjəˊpeʃənəl ˊθɛrəpɪst]	職能治療師
P.T.	physical therapist [ˊfɪzɪkl̩ ˊθɛrəpɪst]	物理治療師
S.T.	speech therapist [spitʃ ˊθɛrəpɪst]	語言治療師
R.T.	respiratory therapist [rɛˊspaɪrəˏtorɪ ˊθɛrəpɪst]	呼吸治療師
	staff [stæf]	職員
	ward clerk [ˊwɔrd klɚk]	病房書記
S.W.	social worker [ˊsoʃəl ˊwɝkɚ]	社工師

第三節 常見病歷字彙

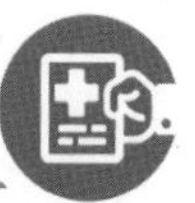

縮寫	全文	中文
p't	patient [ˈpeʃənt]	病人
wd.	ward [wɔrd]	病房
	chart [tʃɑrt]	病歷
	order [ˈɔrdɚ]	醫囑
adm.	admission [ədˈmɪʃən]	入院
C.C.	chief complain [tʃif kəmˈplen]	（病人）主訴
S.&S.	signs and symptoms [saɪnz ænd ˈsɪmptəmz]	症狀及徵候
Hx.	history [ˈhɪstrɪ]	病史
P.I.	present illness [ˈprɛzənt ˈɪlnɪs]	現在病況
P.H.	past history [pæst ˈhɪstrɪ]	過去病史
	personal history [ˈpɜsənl̩ ˈhɪstrɪ]	個人病史
B.H.	birth history [bɜθ ˈhɪstrɪ]	出生史
M.H.	menstrual history [ˈmɛnstruəl ˈhɪstrɪ]	月經史
F.H.	family history [ˈfæməlɪ ˈhɪstrɪ]	家族病史
E.D.C.	expected date of confinement [ɪkˈspɛktɪd det əv kənˈfaɪnmənt]	預產期

縮寫	全文	中文
G	gravida [grəˈvɪdə]	懷孕
G_0		未孕
G_1		初孕婦
P	parity [ˈpærətɪ]	經產，產次
P_1		生有一子
P_2		生有兩子
L.M.P.	last menstrual period [læst ˈmɛnstruəl ˈpɪrɪəd]	最後一次月經
P.E.	physical examination [ˈfɪzɪkḷ ɪg.zæməˈneʃən]	身體檢查
Imp.	impression [ɪmˈprɛʃən]	臆斷（初步診斷）
R/O	rule out [rul aʊt]	可能是，疑似
F/U(f/u)	follow up [ˈfɑlo ʌp]	追蹤治療
Dx.	diagnosis [.daɪəgˈnosɪs]	診斷
O.P.	operation [.ɑpəˈreʃən]	開刀
Rx.	prescription [prɪˈskrɪpʃən]	處方
	therapy [ˈθɛrəpɪ]	治療
Tx.	treatment [ˈtritmənt]	治療
rout.	routine [ruˈtin]	常規
G.S.R.	general surgical routine [ˈdʒɛnərəl ˈsɜdʒɪkəl ruˈtin]	一般外科常規

縮寫	全文	中文
V.S.	vital signs [vaɪtḷ saɪns]	生命徵象
T.P.R.	temperature, pulse, respiration [ˈtempərətʃɚ pʌls ˌrɛspəˈreʃən]	體溫，脈搏，呼吸
B.P.	blood pressure [blʌd ˈpreʃɚ]	血壓
con's	conscious [ˈkanʃəs]	意識
Wt.	weight [wet]	重量
Ht.	height [haɪt]	高度
B.W.	body weight [ˈbadɪ wet]	體重
B.H.	body height [badɪ haɪt]	身高
y/o	year old [jɪr old]	歲
I&O, I/O	intake and output [ˈɪntek ænd aʊtpʊt]	輸入與排出
R.O.M.	range of motion [rendʒ əv ˈmoʃən]	全關節運動
A.D.L.	activities of daily living [ækˈtɪvɪtɪs əv delɪ ˈlɪvɪŋ]	日常生活活動量表
I.A.D.L.	instramental activities of daily living [ˌɪnstrəˈmentl ækˈtɪvɪtɪs əv delɪ ˈlɪvɪŋ]	工具性日常生活活動量表
B.M.R.	basal metabolic rate [besḷ ˈmetəbalɪk ret]	基礎代謝率
W.N.	well nourished [wɛl ˈnʌriʃt]	營養狀況良好
N.P., Nil	nothing particular [ˈnʌθɪŋ pɜˈtɪkjəlɚ]	並無特別的

縮寫	全文	中文
N.	normal [nɔrml̩]	正常
N.A.D.	no abnormality detected [no ˌæbnɔrˈmælətɪ ˈdɪˈtɛktɪd]	正常
N/D	no defects [no dɪˈfɛkts]	無缺陷
M.B.D.	may-be discharge [me bi dɪsˈtʃarʤ]	許可出院
A.A.D.	against-advice discharge [əˈgenst ədˈvaɪs dɪsˈtʃarʤ]	自動出院
exp.	expired [ɪksˈpaɪrd]	死亡
O.H.C.A.	out-hospital-cardiac-Arrest [aʊt ˈhaspɪtl ˈkardˌæk əˈrɛst]	到院前死亡
sig.	signature [ˈsɪgnətʃɚ]	簽名
G.M.P.	good manufacturing practices [gʊd ˌmænjuˈfæktʃərɪŋ ˈpræktɪs]	優良製造規範（優良藥品製造標準）
O.T.C.	over-the-counter drugs [ovɚ ðə kaʊntɜ drʌgz]	成藥
w'd	wound [wund]	傷口
T/F	time follow [taɪm ˈfalo]	等候手術（已排定的手術）
S/P(s/p)	post-surgical [post ˈsɜʤɪkl̩]	手術後
D.N.R.	Do Not Resuscitation [du nat rɪˌsʌsəˈteʃən]	拒絕急救同意書（放棄心肺復甦術）
	first visit [fɜst ˈvɪzɪt]	初診
	return visit [rɪˈtɜn ˈvɪzɪt]	複診
	transfer [trænsˈfɜ]	轉診（轉院）

第四節 常見症狀

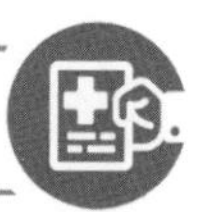

縮寫	全文	中文
	abdominal distention [æbˈdɔmənḷ dɪˈstɛnʃən]	腹脹
	abscess [ˈæbsɛs]	膿瘍
	adhesion [ədˈhiʒən]	粘連
	aggression [ə͵grɛʃən]	攻擊性
	allergy [ˈæləʤɪ]	過敏
	anorexia [͵ænəˈrɛksɪə]	厭食
	anovulation [͵ænɑvjəˈleʃən]	無排卵
	anoxia [æˈnɑksɪə]	缺氧症
	anxiety [æŋˈzaɪətɪ]	焦慮
	apathy [ˈæpəθɪ]	神情呆滯，冷漠
	apnea [æpˈniə]	呼吸暫停
	arrhythmia [əˈrɪθmɪə]	心律不整
	arthrentasis [͵ɑrθrɛnˈtesɪs]	關節變形
	arthrocele [ˈɑrθrəsil]	關節腫大
	ascites [əˈsaɪtɪs]	腹水

縮寫	全文	中文
	asthma [ˊæzmə]	氣喘
	atrophy [ˊætrəfɪ]	萎縮
	Babinski's reflex [bəˊbɪnskiz ˊriflɛks]	巴賓斯基氏反應
	bedsore (pressure sore) [ˊbɛdsɔr] [ˊpreʃɚ sɔr]	褥瘡
	blindness [ˊblaɪndnɪs]	盲
	blinking [ˊblɪŋkɪŋ]	眨眼
	bloody stool [ˊblʌdɪ stul]	血便
	Boas' point [ˏboæz pɔɪnt]	博氏點（胃潰瘍時，在 T12 左側之壓痛點）
	burning on urination [ˊbɜnɪŋ an ˏjurəˊneʃən]	排尿燒灼感
	cerumen [səˊrumən]	耳垢
	chest pain [ˊtʃɛst pen]	胸痛
	chill [tʃɪl]	寒顫
	clawfoot [ˊklɔˏfʊt]	爪形足
	clawhand [ˊklɔˏhænd]	爪形手
	coated tongue [ˊkotɪd tʌŋ]	舌苔
	colic [ˊkalɪk]	（腸）絞痛

縮寫	全文	中文
	coma [ˈkomə]	昏迷
	complication [ˌkæmpləˈkeʃən]	合併症
	constipation [ˌkanstəˈpeʃən]	便祕
	contracture [kənˈtræktʃɚ]	攣縮
	convulsion [kənˈvʌlʃən]	抽搐
	coolness of extremities [kulnɪs əv ɪkˈstrɛmətɪz]	肢體冰冷
	cough [kɔf]	咳嗽
	crowning [ˈkraʊnɪŋ]	胎兒頭部初露（分娩時）
	cyanosis [ˌsaɪəˈnosɪs]	發紺
	dehydration [ˌdihaɪˈdreʃən]	脫水，失水
	delirium [dɪˈlɪrɪəm]	譫妄
	delusion [dɪˈluʒən]	妄想，幻想
	deny [dɪˈnaɪ]	否定
	depression [dɪˈprɛʃən]	抑鬱，憂慮
	diarrhea [ˌdaɪəˈriə]	腹瀉
	discharge [dɪsˈtʃardʒ]	分泌物

縮寫	全文	中文
	dislocation [ˌdɪsloˈkeʃən]	脫位，脫臼
	dizziness [ˈdɪzɪnɪs]	眩暈
	drooling [ˈdrulɪŋ]	流涎
	drowsy [ˈdraʊzɪ]	倦睡
	drug abuse [drʌg əˈbjus]	藥物濫用
	drug accumulation [drʌg əˌkjumjəˈleʃən]	藥物蓄積作用
	drug addiction [drʌg əˌdɪkʃən]	藥物成癮
	drug addition [drʌg əˈdɪʃən]	藥物加成作用
	drug resistance [drʌg rɪˈzɪstəns]	抗藥性
	duration [djuˈreʃən]	子宮收縮的持續時間
	dumping syndrome [ˈdʌmpɪŋ ˈsɪndrom]	傾倒症候群（胃部分切除術後，病人於進食後出現飽脹、軟弱、出汗、暈眩等）
	dyspepsia [dɪsˈpɛpsɪə]	消化不良
	eczema [ˈɛksɪmə]	濕疹
	edema [iˈdɪmə]	水腫
	engagement [ɪnˈgedʒmənt]	進入產位
	epigastric pain [ˌɛpəˈgæstrɪk pen]	上腹痛

縮寫	全文	中文
	epilepsy [ˈɛpəˌlɛpsɪ]	癲癇
	erosion [ɪˈroʒən]	糜爛
	fatigue [fəˈtig]	疲勞
	fertilization [ˌfɝtələˈzeʃən]	授精
	fetus [ˈfɛtəs]	胎兒
	fever [ˈfivɚ]	發燒
	flatulence [ˈflætʃələns]	胃腸脹氣
	frequency [ˈfrikwənsɪ]	（子宮收縮）頻率
	gall stone [ˈgɔl ston]	膽結石
	gout [gaʊt]	痛風
	grasping reflex [ˈgræspɪŋ ˈriflɛks]	抓握反應
	hallucination [həˌlusɪˈneʃən]	幻覺
	headache [ˈhɛdˌek]	頭痛
	heartburn [ˈhartˌbɝn]	胃灼熱感
	hematemesis [ˌhiməˈtɛməsɪs]	吐血
	hematuria [ˌhiməˈtjurɪə]	血尿

縮寫	全文	中文
	hemorrhage [ˈhɛmərɪdʒ]	出血
	hiccup, hiccough [hɪkəp], [ˈhɪkəp]	打嗝
	hoarseness [ˈhorsnəs]	沙啞聲
	hot flush [hɑt flʌʃ]	熱性潮紅
	hyperventilation [ˌhaɪpɚˌvɛntɪˈleʃən]	換氣過度
	hypoventilation [ˌhaɪpoˌvɛntɪˌleʃən]	換氣不足
	hysteria [hɪsˈtɪrɪə]	歇斯底里症
	illusion [ɪˈljuʒən]	錯覺
	indigestion [ˌɪndaɪˈdʒɛstʃən]	消化不良
	insight [ˈɪnˌsaɪt]	病識感
	intensity [ɪnˈtɛnsətɪ]	（子宮收縮）強度
	interval [ˈɪntɚvəl]	（產痛）間距
	itching [ˈɪtʃɪŋ]	（皮膚）癢
	jaundice [ˈdʒɔndɪs]	黃疸
J.V.E.	jugular venous engorgement [ˈdʒʌgjəlɚ ˈvinəs ɪnˈgɔrdʒmənt]	頸靜脈腫脹
	kyphos [ˈkaɪfəs]	駝背

縮寫	全文	中文
	labor pain [ˊlebɚ pen]	產痛
	laceration of perineum [ˏlæsəˊreʃən əv ˏpɛrəˊniəm]	會陰撕裂傷
	lacrimation [ˏlækrɪˊmeʃən]	流淚
	lochia [ˊlokɪə]	惡露
	malabsorption [ˏmæləbˊsɔrpʃən]	吸收不良
	meconium passage [məˊkonɪəm ˊpæsɪdʒ]	胎便解出
	moro reflex [moro ˊriflɛks]	擁抱反應
	morning sickness [ˊmɔrnɪŋ ˊsɪknɪs]	孕婦晨吐
	multipara [mʌlˊtɪpərə]	經產婦
	murmur [ˊmɜmɚ]	雜音
	myatrophy [maɪˊætrəfɪ]	肌萎縮
	nausea [ˊnɔsɪə]	噁心
	neck righting reflex [ˊnɛk ˊraɪtɪŋ ˊriflɛks]	隨頸反應
	night sweat [ˊnaɪt ˏswɛt]	盜汗
	nocturnal enuresis [nɑkˊtɜnl̩ ˏɛnjəˊrisɪs]	夜間遺尿
N.S.R.	normal sinus rhythm [ˊnɔrml̩ ˏsaɪnəs ˊrɪðəm]	正常竇律

縮寫	全文	中文
	nose running [ˈnoz ˈrʌnɪŋ]	流鼻涕
	nullipara [nəˈlɪpərə]	未產婦
	obesity [oˈbisətɪ]	肥胖
	oliguria [ˌaləˈgjurɪə]	尿少，少尿
	oozing [ˈuzɪŋ]	滲出
	orthopnea [ˌɔrθapˈniə]	端坐呼吸
	osteoporosis [ˌastɪəpəˈrosɪs]	骨質疏鬆症
	ovulation [ˌovjuˈleʃən]	排卵
	pale [pel]	蒼白
	palpitation [ˌpælpəˈteʃən]	心悸
	panic [ˈpænɪk]	恐慌
	paralysis [pəˈræləsɪs]	麻痺
	perforation [ˌpɜfəˈreʃən]	穿孔
	photophobia [ˌfotəˈfobɪə]	畏光
	plantar grasp reflex [ˈplæntɚ græsp ˈriflɛks]	蹠抓握反應
	pleural effusion [ˈplurəl ɪˈfjuʒən]	胸膜積水

縮寫	全文	中文
	polydipsia [ˌpalɪˈdɪpsɪə]	劇渴
	polyp [ˈpalɪp]	息肉
	polyphagia [ˌpalɪˈfedʒɪə]	多食
	polyuria [ˌpalɪˈjurɪə]	多尿
	poor appetite [pʊr ˈæpəˌtaɪt]	食慾差
	postural hypotension [ˈpastʃurəl ˌhaɪpoˈtənʃən]	姿勢性低血壓
	premature [ˌpriməˈtjʊr]	早產
P.R.O.M.	premature rupture of membrane [ˌpriməˈtjʊr ˈrʌptʃɚ əv ˈmɛmbren]	早期破水
	primipara [praɪˈmɪpərə]	初產婦
	pyrosis [paɪˈrosɪs]	心口灼熱
	pyuria [paɪˈjurɪə]	膿尿
	quickening [ˈkwɪkənɪŋ]	初覺胎動
	rale [ral]	囉音
	rebounding pain [rɪˈbaʊndɪŋ pen]	反彈痛
	referred pain [rɪˈfɝd pen]	轉移痛，牽涉痛
	regression [rɪˈgrɛʃən]	退化行為

縮寫	全文	中文
	regurgitation [rɪˌgɝdʒəˈteʃən]	反流，反胃
	rhonchi [ˈraŋkaɪ]	鼾音，乾囉音
	rooting reflex [ˈrutɪŋ ˈriflɛks]	尋乳反應
	seizure [ˈsiʒɚ]	發作，癲癇
	sequela [sɪˈkwilə]	後遺症
	shock [ʃak]	休克
	sore throat [sɔr θrot]	喉嚨痛，咽痛
	spotting [ˈspatɪŋ]	點狀出血
	startle reflex [ˈstartl̩ ˈriflɛks]	驚嚇反應
	stepping reflex [ˈstɛpɪŋ ˈriflɛks]	踏步反應
	strain [stren]	拉傷
	sucking reflex [ˈsʌkɪŋ ˈriflɛks]	吸吮反應
	swelling [ˈswɛlɪŋ]	腫脹
	syncope [ˈsɪnkəpɪ]	暈厥，昏厥
S.O.B.	short of breath [ˈʃɔrt əv brɛθ]	呼吸短促
	tarry stool [ˈtærɪ stul]	黑便

縮寫	全文	中文
	tinnitus [tɪˊnaɪtəs]	耳鳴
	tonic neck reflex [ˊtanɪk nɛk ˊriflɛks]	頸部強直反應
	trauma [ˊtrɔmə]	外傷
	tremor [ˊtrɛmɚ]	顫動
	tumor [ˊtjumɚ]	腫瘤
	urgency [ˊɝdʒənsɪ]	尿急
	urinary frequency [ˊjurəˏnɛrɪ ˊfrikwənsɪ]	頻尿
	urinary incontinence [ˊjurəˏnɛrɪ ɪnˊkantɪnəns]	小便失禁
	vomiting [ˊvomɪtɪŋ]	嘔吐
	weight gain [wet gen]	體重增加
	weight loss [wet lɔs]	體重減輕
	wheezing [ˊhwizɪŋ]	哮喘
	wrist drop [ˏrɪst drap]	垂腕症
	withdrawal reflex [wɪθˊdrɔl ˏriflɛks]	退縮反應
	withdrawal syndrome [wɪθˊdrɔl ˊsɪndrom]	戒斷症候群

第五節 常見診斷

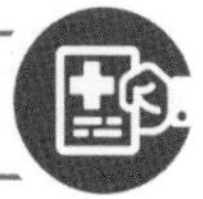

縮寫	全文	中文
	abortion [əˊbɔrʃən]	流產
	habitual abortion [həˊbɪtʃuəl əˊbɔrʃən]	習慣性流產
	therapeutic abortion [ˏθɛrəˊpjutɪk əˊbɔrʃən]	治療性流產
	threatened abortion [ˊθrətn̩d əˊbɔrʃən]	先兆性流產
	abruptio placenta [æbˊrʌpʃɪo pləˊsɛntə]	胎盤早期剝離
A.B.E.	acute bacterial endocarditis [əˊkjut bækˊtɪrɪəl ˏɛndəˏkarˊdaɪtɪs]	急性細菌性心內膜炎
	acute bronchitis [əˊkjut braŋˊkaɪtɪs]	急性支氣管炎
	acute leukemia [əˊkjut luˊkimɪə]	急性白血病
	acute fibrositis [əˊkjut faɪbrəˊsaɪtɪs]	急性頸椎關節周圍炎（落枕）
A.G.E.	acute gastroenteritis [əˊkjut gæstrəɛntɛˊraɪtɪs]	急性腸胃炎
A.L.L.	acute lymphocytic leukemia [əˊkjut ˌlɪmfəˊsɪtɪk luˊkimɪə]	急性淋巴球性白血病
A.M.I.	acute myocardial infarction [əˊkjut ˏmaɪəˊkardɪəl ɪnˊfarkʃən]	急性心肌梗塞
A.O.M.	acute otitis media [əˊkjut əˊtaɪtɪs ˊmidɪə]	急性中耳炎
	acute pulmonary edema [əˊkjut ˊpʌlməˏnɛrɪ ɪˊdimə]	急性肺水腫
A.R.F.	acute respiratory failure [əˊkjut rɪˊspaɪrəˏtorɪ ˊfeljɚ]	急性呼吸衰竭

縮寫	全文	中文
	acute rheumatic fever [ə'kjut ru'mætɪk 'fivɚ]	急性風濕熱
	adenomyoma [ˌædɪnomaɪ'omə]	子宮肌腺瘤
A.R.D.S.	acute respiratory distress syndrome [ə'kjut rɪ'spaɪrəˌtorɪ dɪ'strɛs 'sɪndrom]	急性呼吸窘迫症候群
A.D.H.D.	Attention Deficit Hyperactivity Disorder [ə'tɛnʃən 'dɛfɪsɪt ˌhaɪpəræk'tɪvətɪ dɪs'ɔrdɚ]	注意力缺失過動症
	alcoholism ['ælkəhɔlˌɪzm̩]	酒精中毒
	allergic rhinitis [ə'lɝdʒɪk raɪ'naɪtɪs]	過敏性鼻炎
	allergic rhinosinusitis [ə'lɚdʒɪk ˌraɪnəˌsaɪnə'saɪtɪs]	過敏性鼻竇炎
A.D.	Alzheimer's disease ['altsˌhaɪmɚz dɪ'ziz]	阿爾滋海默氏病
	amniotic fluid embolism [ˌæmnɪ'atɪk 'fluɪd 'ɛmbəlɪzm]	羊水栓塞
	anal fissure ['enḷ 'fɪʃɚ]	肛裂
	anal fistula ['enḷ 'fɪstʃulə]	肛門瘻管
	aneurysm ['ænjəˌrɪzm]	動脈瘤
A.P.	angina pectoris [æn'dʒaɪnə 'pɛktərɪs]	心絞痛
A.P.	ante partum [ˌæntɪ 'partəm]	懷孕
	antepartum hemorrhage [ˌæntɪ'partəm 'hɛmərɪdʒ]	產前出血
	anteversion of uterus [ˌæntɪ'vɝʃən əv 'jutərəs]	子宮前傾

縮寫	全文	中文
	anxiety disorder [æŋ'zaɪətɪ dɪs'ɔrdɚ]	焦慮症
	aortic stenosis [e'ɔrtɪk ste'nosɪs]	主動脈狹窄
	aortitis [ˌeɔr'taɪtɪs]	主動脈炎
	aplastic anemia [ə'plæstɪk ə'nimɪə]	再生不良性貧血
	appendicitis [əˌpɛndə'saɪtɪs]	闌尾炎
	asbestosis [ˌæsbɛs'tosɪs]	石綿沉著症
	aspermia [ə'spɚmɪə]	射精不能，精液缺乏
	atopic dermatitis [ə'tapɪk ˌdɝmə'taɪtɪs]	異位性皮膚炎
	atelectasis [ˌætə'lɛktəsɪs]	肺擴張不全
	autism ['ɔtɪzəm]	自閉症
A.P.C.	atrial premature contraction ['etrɪəl primə'tʃur kən'trækʃən]	心房早期收縮
A.S.D.	atrial septal defect ['etrɪəl 'sɛptəl 'dɪfɛkt]	心房中隔缺損
A.f.	atrial fibrillation ['etrɪəl ˌfaɪbrɪ'leʃən]	心房纖維顫動
A.F.	atrial flutter ['etrɪəl 'flʌtɚ]	心房撲動
A.I.D.S.	Acquired Immune Deficiency Syndrome [ə'kwaɪrd ɪ'mjun dɪ'fɪʃənsɪ 'sɪndrom]	後天性免疫缺乏症候群（愛滋病）
	balanitis [ˌbælə'naɪtɪs]	龜頭炎

縮寫	全文	中文
	bladder cancer [ˈblædɚ ˈkænsɚ]	膀胱癌
	brain concussion [ˈbren kənˈkʌʃən]	腦震盪
	brain contusion [ˈbren kənˈtjuʒən]	腦挫傷
	bromidrosis [ˌbromɪˈdrosɪs]	臭汗症
	bursitis [bɚˈsaɪtɪs]	滑囊炎
B.P.H.	benign prostatic hypertrophy [bɪˈnaɪn proˈstætɪk haɪˈpɝtrəfɪ]	良性前列腺肥大
	carcinoma of cervix [ˌkarsɪˈnomə əv ˈsɝvɪks]	子宮頸癌
	carcinoma of the endometrium [ˌkarsɪˈnomə əv ðə ˌɛndəˈmitrɪəm]	子宮內膜癌
C.T.S.	carpal tunnel syndrome [ˈkarpḷ ˈtʌnḷ ˈsɪndrom]	腕隧道症候群
	cataract [ˈkætəˌrækt]	白內障
	cellulitis [ˌsɛljulaɪtɪs]	蜂窩性組織炎
	chancre [ˈʃæŋkɚ]	下疳
	chancroid [ˈʃæŋkrɔɪd]	軟性下疳
	chicken pox [ˈtʃɪkɪn paks]	水痘
	chorea(Huntington's chorea) [koˈriə]([ˈhʌntɪŋtənz koˈriə])	舞蹈症（亨汀頓氏舞蹈症）
	chronic nasal obstruction [ˈkranɪk ˈnezḷ əbˈstrʌkʃən]	慢性鼻塞

縮寫	全文	中文
	cirrhosis [saɪˊrosɪs]	（肝）硬化
	climacteric [ˏklaɪmækˊtɛrɪk]	更年期
	colon cancer [ˊkolən ˊkænsɚ]	大腸癌
COVID-19	coronavirus disease-19 [koˊronaˏvaɪrəs dɪˊziz ˊnaɪˊtin]	嚴重特殊傳染性肺炎（新冠肺炎）
	croup [krup]	哮吼
C.A.D.	coronary artery disease [ˊkɔrənərɪ ˊartərɪ dɪˊziz]	冠狀動脈疾病
C.D.H.	congenital dislocation of the hip [kənˊdʒɛnətəl dɪsloˊkeʃən əv ðə ˊhɪp]	先天性髖關節脫位
C.F.S.	chronic fatigue syndrome [ˊkranik fəˊtig ˊsɪndrom]	慢性疲勞症候群
C.H.D.	congenital heart disease [kənˊdʒɛnətəl hart dɪˊziz]	先天性心臟病
C.H.F.	congestive heart failure [kənˊdʒɛstɪv hart ˊfeljɚ]	充血性心臟衰竭
C.I.S.	carcinoma in situ [ˏkarsɪˊnomə ɪn ˊsaɪtju]	原位癌
C.L.	cleft lip [ˊklɛft lɪp]	兔唇
C.O.P.D.	chronic obstructive pulmonary disease [ˊkranɪk əbˊstrʌktɪv ˊpʌlməˏnɛrɪ dɪˊziz]	慢性阻塞性肺部疾病
C.P.	cerebral palsy [ˊsɛrəbrəl ˊpɔlzɪ]	腦性麻痺
C.P.	cleft palate [ˊklɛft ˊpælɪt]	裂腭
C.V.A.	cerebrovascular accident [ˏsɛrəbrəˊvæskjəlɚ ˊæksədənt]	腦血管意外病變（腦中風）

縮寫	全文	中文
	dementia [ˊdɪmɛnʃɪə]	失智
	dengue fever [ˊdɛŋge ˊfivɚ]	登革熱
	dental caries [ˊdɛntḷ ˊkɛrɪˏiz]	齲齒
	diabetic insipidus [ˏdaɪəˊbɛtɪk ɪnˊsɪpɪdəs]	尿崩症
	diaper dermatitis [ˊdaɪəpɚ ˏdɜməˊtaɪtɪs]	尿布疹
	Down's syndrome [ˊdaʊnz ˊsɪndrom]	唐氏症候群
	drug abuse [ˊdrʌg əˊbjus]	藥物濫用
	dwarfism [ˊdwɔrfɪzm]	侏儒病
	dysentery [ˊdɪsənˏtɛrɪ]	痢疾
D.F.U.	dead fetus in uterus [dɛd ˊfɛtəs ɪn ˊjutərəs]	子宮內死胎
D.I.C.	disseminated intravascular coagulation [dɪˊsɛməˏnetɪd ˏɪntrəˊvæskjələ koˏægjəˊleʃən]	瀰漫性血管內凝血
D.J.D.	degenerative joint disease [dɪˊdʒɛnəˏretɪv dʒɔɪnt dɪˊziz]	變性關節疾病
D.K.	diabetic ketoacidosis [ˏdaɪəˊbɛtɪk ˏkitoˏæsɪˊdosɪs]	糖尿病酮酸中毒
D.M.	diabetes mellitus [ˏdaɪəˊbɛtɪs ˊmɛlɪtəs]	糖尿病
D.N.S.	deviated nasal septum [ˊdivɪˏetɪd ˊnezḷ ˊsɛptəm]	鼻中隔彎曲
D.U.	duodenal ulcer [ˏdjuəˊdinəl ˊʌlsɚ]	十二指腸潰瘍

縮寫	全文	中文
	eclampsia [ɛk'læmpsɪə]	子癇症（妊娠毒血症）
	ectopic pregnancy [ɛk'tapɪk 'prɛgnənsɪ]	子宮外孕，異位妊娠
	endometriosis [ˌɛndəˌmitrɪ'osɪs]	子宮內膜組織異位（巧克力囊腫）
E.P.S.	extrapyramidal syndrome [ˌɛkstrəpə'ræmədḷ 'sɪndrom]	錐體外路徑症候群
	exhibitionism [ˌɛksə'bɪʃəˌnɪzṃ]	暴露症
	Fallot's tetralogy [fə'loz tɛ'trælədʒɪ]	法洛式四重症（先天性心臟病：肺動脈狹窄、心室中隔缺損、主動脈跨位、右心室肥大）
	fatty liver ['fætɪ 'lɪvɚ]	脂肪肝
	febrile convulsion ['fibrəl kən'vʌlʃən]	熱性痙攣
	fetal distress ['fitḷ dɪ'strɛs]	胎兒窘迫
	Floaters, Myodesopsia ['flotɚ ˌmaiəudi'sɔpsiə]	飛蚊症
	fracture ['fræktʃɚ]	骨折
	frozen shoulder ['frozən 'ʃoldɚ]	冷凍肩（五十肩）
F.U.O.	fever of unknown origin ['fivɚ əv ʌn'non 'ɔrɪdʒɪn]	不明熱
	glaucoma [glɔ'komə]	青光眼
	glomerulitis [gləˌmɛrjʊ'laɪtɪs]	腎絲球炎

縮寫	全文	中文
	gonorrhea [ˌganəˈriə]	淋病
G.D.M.	gestation diabetes mellitus [dʒɛsˈteʃən ˌdaɪəˈbitɪs məˈlaɪtəs]	妊娠糖尿病
G.E.R.D.	gastroesophageal reflux disease [ˈgæstrauiˌsɔfəˈdʒiəl ˈriˌflʌks dɪˈziz]	胃食道逆流疾病
G.M.	German measles [ˈdʒɜmən ˈmizḷz]	德國麻疹
G.U.	gastric ulcer [ˈgæstrɪk ˈʌlsɚ]	胃潰瘍
G-6-PD deficiency	glucose-6-phosphate dehydrogenase deficiency [ˈglukos sɪks ˈfɑsfet diˈhaɪdrədʒəˌnez dɪˌfɪʃənsɪ]	蠶豆症（葡萄糖－六－磷酸去氫酶缺乏症）
H_1N_1	influenza A [ˌɪnfluˈɛnzə e]	新型流感
	hand-foot-mouth disease [ˈhænd fut mauθ dɪˈziz]	手足口病
	hemolytic anemia [ˌhiməˈlɪtɪk əˈnimɪə]	溶血性貧血
	hemophilia [ˌhiməˈfɪlɪə]	血友病
	hemorrhoid [ˈhɛmərɔɪd]	痔瘡
	external～ [ɪkˈstɜnḷ]	外痔
	internal～ [ɪnˈtɜnəl]	內痔
	hernia [ˈhɜnɪə]	疝氣，疝脫，赫尼亞
	inguinal～ [ˈɪŋgwɪnḷ]	腹股溝疝氣
	hives urticaria [ˈhaɪvz ˌɜtɪˈkɛrɪə]	蕁麻疹

縮寫	全文	中文
	Hodgkin's disease [ˈhaʤkɪnz dɪˈziz]	何杰金氏病（惡性肉芽腫）
	homosexuality [ˌhoməˌsɛkʃʊˈælətɪ]	同性戀
	hydramnion [haɪˈdræmnɪən]	羊水過多
	hydrocardia [ˌhaɪdrəˈkardɪə]	心包積水
	hyperthyroidism [ˌhaɪpɚˈθaɪrɔɪdɪzm]	甲狀腺機能亢進
H.I.V.D.	herniated intervertebral disc [ˈhɜnɪˌetɪd ˌɪntɚˈvɜtəbrəl dɪsk]	椎間盤突出
H.M.	hydatidiform mole [ˌhaɪdəˈtɪdɪfɔrm mol]	葡萄胎
HBP, H/T, HTN	hypertension [ˌhaɪpɚˈtɛnʃən]	高血壓
	malignant～ [məˈlɪgnənt]	惡性高血壓
	primary～ [ˈpraɪˌmərɪ]	原發性高血壓
	secondary～ [ˈsɛkəndɛrɪ]	續發性高血壓
H.H.N.C.	hyperosmolar hyperglycemic nonketotic coma [ˌhaɪpɚˈazmolɚ ˌhaɪpɚglaɪˈsɪmɪk nankɪˈtatɪk ˈkomə]	高血糖、高滲透、非酮性昏迷
	hyperlipidemin [ˈhaɪpɚˌlɪpɪˈdimiə]	高血脂症
	ileus [ˈɪlɪəs]	腸阻塞
I.B.S.	irritable bowel syndrome [ˈɪrɪtəbl̩ ˈbaʊəl ˈsɪndrom]	過敏性腸道症狀，腸道激躁症
	impotence [ˈɪmpətəns]	陽萎

縮寫	全文	中文
	infertility [ˌɪnfɚˈtɪlətɪ]	不孕症
	insomnia [ɪnˈsomnɪə]	失眠症
	intussusception [ˌɪntəsəˈsɛpʃən]	腸套疊
	iron deficiency anemia [ˈaɪɚn dɪˈfɪʃənsɪ əˈnimɪə]	缺鐵性貧血
I.H.D.	ischemia heart disease [ɪsˈkimɪə hart dɪˈziz]	缺血性心臟病
I.U.F.D.	intrauterine fetal death [ˌɪntrəˈjutərɪn ˈfitl̩ dɛθ]	子宮內胎兒死亡
	karoshi（日）=death from overwork [kæˈrauʃi] [dɛθ fram ˌovaˈwɜk]	過勞死
	Kawasaki's disease [kawaˈsakɪz dɪˈziz]	川崎氏病
	leukorrhea [ˌlukəˈriə]	白帶
L.G.B.T.	lesbian, gay, bisexual, transgender [ˈlezbiən], [ge], [ˈbaɪˈsɛkʃuəl], [ˈtrænsˌdʒɛndɚ]	女同性戀，男同性戀，雙性戀，跨性別者
	liver abscess [ˈlɪvɚ ˈæbsɛs]	肝膿瘍
	lumbago [lʌmˈbego]	腰痛
L.B.P.	low back pain [lo bæk pen]	下背痛
M.D.	macular degeneration [ˈmækjʊlɚ dɪˌdʒɛnəˈreʃən]	黃斑部病變
	mania [ˈmenɪə]	躁症
	masochism [ˈmæzəˌkɪzm̩]	受虐狂

縮寫	全文	中文
	metabolic syndrome [ˌmɛtəˈbalɪk ˈsɪndrom]	代謝症候群
	mastadentitis [ˌmæstædɪˈntaɪtɪs]	乳腺炎
	mastitis [mæsˈtaɪtɪs]	乳房炎
	Meniere's disease [ˌmɛnɪˈerz dɪˈziz]	梅尼爾氏症 （耳性眩暈）
	migraine [ˈmaɪgren]	偏頭痛
	miosis [maɪˈosɪs]	縮瞳
	mongolism [ˈmaŋgəlɪzm]	蒙古症（唐氏症）
	multiple pregnancy [ˈmʌltəpl̩ ˈprɛgnənsɪ]	多胞胎
	mumps [mʌmps]	腮腺炎
M.D.P.	manic depressive psychosis [ˈmænɪk dɪˈprɛsɪv saɪˈkosɪs]	躁鬱症
M.E.R.S.	middle east respiratory syndrome [ˈmɪdl̩ ist rɪˈspaɪrəˌtorɪ ˈsɪndrom]	中東呼吸道症候群
M.G.	myasthenia gravis [maɪəsˈθinɪə ˈgrævɪs]	重症肌無力
M.S.	mitral stenosis [ˈmaɪtrəl stɪˈnosɪs]	僧帽瓣狹窄
M.S.	multiple sclerosis [ˈmʌtəpl̩ sklɪˈrosɪs]	多發性硬化症
	nephrosclerosis [ˌnɛfrəsklɪˈrosɪs]	腎硬化
	neuritis [njuˈraɪtɪs]	神經炎

縮寫	全文	中文
N.P.C.	nasopharyngeal carcinoma [ˌnezəfəˈrɪndʒɪəl ˌkarsɪˈnomə]	鼻咽癌
	oligohydramnion [ˌalɪgəhaɪˈdræmnɪən]	羊水過少
	oligospermia [ˌalɪgəˈspɜmɪə]	精子過少
O.A.	osteoarthritis [ˌastɪoærˈθraɪtɪs]	骨關節炎
	Parkinson's disease [ˈparkɪnsənz dɪˈziz]	巴金森氏病
	perienteritis [ˌpɛrɪˌɛntəˈraɪtɪs]	腸繫膜炎
	peritonitis [ˌpɛrətəˈnaɪtɪs]	腹膜炎
	pernicious anemia [pɚˈnɪʃəs əˈnimɪə]	惡性貧血
	placenta praevia [pləˈsɛntə ˈprivɪə]	前置胎盤
P.C.O.S.	polycystic ovarian syndrome [ˌpalɪˈsɪstɪk oˈvɛrɪən ˌsɪndrom]	多囊性卵巢症候群
	preeclampsia [ˌpriɪˈklæmpsɪə]	子癇前兆
	premature labor [ˌpriməˈtjur ˈlebɚ]	早產
	premenstrual syndrome [prɪˈmɛnstrʊəl ˈsɪndrom]	月經前症候群
	pregnancy [ˈprɛgnənsɪ]	懷孕，妊娠
	presentation [ˌprizɛnˈteʃən]	產式
	preterm labor [priˈtɜm ˈlebɚ]	未足月產

縮寫	全文	中文
	prolapse of the umbilical cord [prəˊlæps əv ðə ʌmˊbɪlɪkḷ kɔrd]	臍帶脫垂
	puerperal fever [pjuˊɜpərəl ˊfivɚ]	產褥熱
P.T.B.	pulmonary tuberculosis [ˊpʌlməˏnɛrɪ tjuˏbɜkjəˊlosɪs]	肺結核病
	purpura [ˊpɜpjurə]	紫斑症
P.A.T.	paroxysmal atrial tachycardia [ˏpærəkˊsɪzmḷ ˊetrɪəl ˏtækɪˊkardɪə]	陣發性心房心搏過速
P.D.A.	patent ductus arteriosus [ˊpetənt ˊdʌktəs arˊtɪrɪˊosəs]	開放性動脈導管
P.I.D.	pelvic inflammatory disease [ˊpelviɪk ɪnfləˊmetɔrɪ dɪˊziz]	骨盆腔發炎性疾病
P.I.H.	pregnancy induced hypertension [ˊprɛgnənsɪ ˊɪnˊdjust ˏhaɪpɚˊtɛnʃən]	妊娠誘發性高血壓
P.K.U.	phenylketonuria [fɪnəlˏkɪtənˊjurɪə]	苯酮尿症
P.N.D.	paroxysmal nocturnal dyspnea [ˏpærakˊsɪzmḷ nakˊtɜnḷ dɪspˊniə]	陣發性夜間呼吸困難
P.P.U.	perforation of peptic ulcer [ˏpɜfəˊreʃən əv ˊpɛptɪk ˊʌlsɚ]	穿孔性消化性潰瘍
P.R.O.M.	premature rupture of membrane [ˏpriməˊtjur ˊrʌptʃɚ əv ˊməmbren]	早期破水
P.U.	peptic ulcer [ˊpɛptɪk ˊʌlsɚ]	消化性潰瘍
	rape [rep]	強姦
	renal calculus (kidney stone) [ˊrinḷ ˊkælkjələs]([ˊkɪdnɪ ston])	腎結石
	respiratory acidosis [rɪˊspaɪrəˏtorɪ ˏæsɪˊdosɪs]	呼吸性酸中毒

縮寫	全文	中文
	respiratory alkalosis [rɪ'spaɪrə.torɪ ælkə'losɪs]	呼吸性鹼中毒
	retroversion of uterus [.rətrə'vɜʃən əv 'jutərəs]	子宮後傾
	richets ['rɪkɪts]	佝僂症
	roseola infantum [ro'ziələ ɪn'fæntəm]	幼兒玫瑰疹
R.A.	rheumatoid arthritis ['rumətɔɪd ar'θraɪtɪs]	類風濕性關節炎
R.H.D.	rheumatic heart disease [ru'mætɪk hart dɪ'ziz]	風濕性心臟病
	schizophrenia [.skɪzə'frinɪə]	思覺失調症
	sciatica [saɪ'ætɪkə]	坐骨神經痛
	scoliosis [.skolɪ'osɪs]	脊椎側彎
S.A.R.S.	severe acute respiratory syndrome [sə'vɪr ə'kjut rɪ'ɛspaɪrə.torɪ sɪndrom]	嚴重急性呼吸道症候群
	sepsis ['səpsɪs]	敗血病
	shingles ['ʃɪŋglz]	帶狀疱疹
	silicosis [.sɪlɪ'kosɪs]	肺矽病
	sinusitis [.saɪnə'saɪtɪs]	鼻竇炎
	sleep disorder [slip dɪs'ɔrdɚ]	睡眠障礙
	smallpox ['smɔl.paks]	天花

縮寫	全文	中文
S.B.	spina bifida [ˈspaɪnə ˈbɪfɪdə]	脊柱裂
	spinal cord injury [ˈspaɪnəl kɔrd ˈɪndʒərɪ]	脊髓損傷
	sprain [spren]	扭傷
	stomachache [ˈstʌmək͵ek]	胃痛
	stroke [strok]	中風
	syphilis [ˈsɪfəlɪs]	梅毒
S.A.H.	subarachnoid hemorrhage [͵sʌbəˈræknɔɪd ˈhɛmərɪdʒ]	蜘蛛膜下腔出血
S.B.	stillbirth [ˈstɪl͵bɜθ]	死產，死胎
S.I.D.S.	sudden infant death syndrome [ˈsʌdn̩ ˈɪnfənt dɛθ ˈsɪndrom]	嬰兒猝死症候群
S.L.E.	systematic lupus erythematosus [͵sɪstəˈmætɪk ˈlupəs ͵ɛrə͵θɛməˈtosəs]	全身性紅斑性狼瘡
S.S.S.	sick sinus syndrome [ˈsɪk ˈsaɪnəs ˈsɪndrom]	竇病症候群
	tennis elbow [ˈtɛnɪs ˈɛlbo]	網球肘病
	termination of pregnancy [͵tɜməˈneʃən əv ˈprɛgnənsɪ]	終止懷孕
	thalassemia [͵θæləˈsimɪə]	海洋性貧血
	thrush [θrʌʃ]	鵝口瘡（口腔念珠菌病）
	tinea pedis (Athlete's Foot) [ˈtɪniə ˈpedis]([ˈæθlits fut])	香港腳（運動員足，黴菌感染）

縮寫	全文	中文
	tinea unguium [ˊtɪniəˊ ʌŋˊgwɪʌm]	灰指甲
	tonsillitis [ˏtɑnsɪˊlaɪtɪs]	扁桃腺炎
	torticollis [ˏtɔrtɪˊkɑlɪs]	斜頸，歪頭
	tracheitis [ˏtrekɪˊaɪtɪs]	氣管炎
	trachoma [trəˊkomə]	砂眼
	trichiasis [trəˊkaɪəsɪs]	倒睫，倒毛
	trigger point pain [ˊtrɪgɚ pɔɪnt ˏpen]	板機點痛
	Turner's syndrome [ˊtɜnɚz ˊsɪndrom]	透納氏症候群（先天性疾病，沒有卵巢）
T.I.A.	transient ischemic attack [ˊtrænʃənt ɪsˊkimɪk əˊtæk]	短暫性缺血性發作
	upper G-I bleeding [ˊʌpɚ ˊdʒiˏaɪ ˊblidɪŋ]	上腸胃道出血
	uremia [juˊrimɪə]	尿毒症
	ureteral calculus [juˊritərəl ˊkælkjələs]	輸尿管結石
	urethral calculus [juˊriθrəl ˊkælkjələs]	尿道結石
U.R.I.	upper respiratory infection [ˊʌpɚ rɪˊspaɪrəˏtorɪ ɪnˊfɛkʃən]	上呼吸道感染
U.T.I.	urinary tract infection [ˊjurəˏnɛrɪ trækt ɪnˊfɛkʃən]	尿道感染
	vaginal condyloma [ˊvædʒənl ˏkɑndəˊlomə]	陰道濕疣

縮寫	全文	中文
	varicose veins [ˈværə͵kos venz]	靜脈曲張
	vertigo [ˈvɜtɪ͵go]	頭暈，眩暈
	vesical calculus (bladder stone) [ˈvɛsɪkəl ˈkælkjələs] [blædɚ ston]	膀胱結石
	workaholism [wɜkəholɪk]	過勞症
	wryneck [ˈraɪnɛk]	斜頸，歪頭
V.D.	venereal disease [vɪˈnirɪəl dɪˈziz]	性病，花柳病
V.P.C.	ventricular premature contraction [vɛnˈtrɪkjəlɚ priməˈtʃur kənˈtrækʃən]	心室早期收縮
V.S.D.	ventricular septal defect [vɛnˈtrɪkjəlɚ ˈsɛptəl ˈdɪfɛkt]	心室中隔缺損
V.f.	ventricular fibrillation [vɛnˈtrɪkjəlɚ ͵faɪbrɪˈleʃən]	心室纖維顫動
V.F.	ventricular flutter [vɛnˈtrɪkjəlɚ ˈflʌtɚ]	心室撲動
V.T.	ventricular tachycardia [vɛnˈtrɪkjəlɚ ͵tækɪˈkardiə]	心室心搏過速

第六節 常見檢查名稱

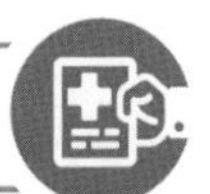

縮寫	全文	中文
	Apgar score	阿帕嘉計分，新生兒評分
A.B.G.	arterial blood gas	動脈血液氣體分析
A/G	albumin/globulin	白蛋白／球蛋白比率
	biopsy	活組織檢驗法（切片檢查）
Anti-HP		胃幽門螺旋桿菌抗體
B.B.T.	basal body temperature	基礎體溫
B.P.	blood pressure	血壓
B.S.	blood sugar	血糖
B.S.	breath sound	呼吸聲
B.S.	bowel sound	腸蠕動音
B.S.E.	breast self-examination	乳房自我檢查
B.T.	bleeding time	出血時間
B.U.N.	blood urea nitrogen	血尿素氮
B.U.S.	blood , urine, stool	血液、尿、糞便
CA125		卵巢癌篩檢標記（子宮內膜異位症、卵巢癌之指標）
CA153		乳癌篩檢標記
CA199		胰腸胃道腫瘤標記（胰臟癌、膽囊癌、胃癌之指標）
	chest lateral view	胸側面照
C.B.C.	complete blood count	全血球計數
C.C.R.(CCr)	creatinine clearance rate	肌酸酐廓清率
C.E.A.	carcinoembryonic antigen	癌胚抗原（大腸直腸癌、胃癌、食道癌之指標）

縮寫	全文	中文
C.O.	cardiac output	心輸出量
C.T. scan	computerized axial tomography scan	電腦斷層檢查
C.T.	computerized tomography	電腦斷層攝影
C.V.P.	central venous pressure	中心靜脈壓
	doll's eye movement	洋娃娃眼球運動
	Doppler ultrasound	杜卜勒超音波檢查
D.T.R.	deep tendon reflex	深腱反射
	endoscopy	內視鏡檢查
E.C.G.(E.K.G.)	electrocardiogram	心電圖
E.E.G.	electroencephalography	腦電波圖
E.M.G.	electromyography	肌電圖
E.S.R.	erythrocyte sedimentation rate	紅血球沉降速率
	Friedman's test	弗利德曼式試驗（尿妊娠反應檢查）
AFP	α-fotoprotein	甲種胎兒蛋白（肝炎、肝硬化、肝癌之指標）
F.B.S.	fasting blood sugar	空腹血糖值
F.H.R.	fetal heart rate	胎兒心搏率
F.H.S.	fetal heart sounds	胎心音
G.C.S.	Glasgow Coma Scale	格拉斯哥昏迷指數（3~15 分）
G.T.T.	glucose tolerance test	葡萄糖耐量測驗
HBsAg		B 型肝炎表面抗原
HBsAb		B 型肝炎表面抗體
Anti-HCV		C 型肝炎抗體檢查
Anti-HAV		A 型肝炎抗體檢查
HbA_{1C}	glycated hemoglobin	糖化血色素
H.R.	heart rate	心跳速率
Hct.	hematocrit	血比容
Hgb. ,Hb.	hemoglobin	血紅素
H.I.V.	human immunodeficiency virus	人類免疫缺乏病毒（愛滋病病毒）

縮寫	全文	中文
I.C.P.	intracranial pressure	顱內壓
I.P.P.A.	inspection, palpation, percussion, auscultation	視診、觸診、叩診、聽診
I.U.G.R.	intrauterine growth rate	子宮內胎兒生長速率
I.V.P.	intravenous pyelography	靜脈內腎盂攝影術
J.O.M.A.C.	judgement, orientation, memory, attention, calculation	判斷力、方向感、記憶力、注意力、計算力
K.U.B.	kindey, ureter, bladder	腹部超音波檢查（腎臟、輸尿管、膀胱）
	laparoscopy	腹腔鏡檢查
L.F.T.	liver function test	肝功能試驗
M.A.	menstrual age	初經年齡
M.R.I.	magnetic resonance imaging	核磁共振攝影
M.S.E.	mental status examination	心智狀況檢查
N.C.V.	nerve conductive velocity	神經傳導速率
Neg., (-)	negative	陰性
O.B.	occult blood	潛血
	point to point testing	點至點測驗
P.C.	platelet count	血小板計數
P.C.T.(P.S.T.)	penicillin skin test	盤尼西林皮膚測驗
P.T.	prothrombin time	凝血酶原時間
P.T.T.	partial thromboplastin time	部分凝血激素時間
Pap. smear	Papanicolaou smear	子宮頸抹片檢查
PSA	prostate-specific antigen	前列腺特異性抗原（前列腺癌指標）
pos., (+)	positive	陽性
R.B.C.	red blood cell	紅血球
	red blood count	紅血球計數
Rh–	Rhesus negative	Rh 陰性血型
Rh+	Rhesus positive	Rh 陽性血型

縮寫	全文	中文
	Rubin's test	輸卵管通氣試驗
	sputum culture	痰液培養
T.A.E.	trans-arterial embolization	血管阻塞術
T.G.	triglyceride	三酸甘油酯
T.P.	total protein	蛋白質總量
T.T.	tuberculin test	結核菌素測驗
U.G.S.	upper gastrointestinal series	上消化道攝影術
U/A	urine analysis	尿液分析
U/C	urine culture	尿液培養
U/R	urine routine	尿液常規檢查
V.D.R.L.	venereal disease research laboratories	梅毒血清檢驗
W.B.C. & D/C.	white blood count and differential count	白血球計數與鑑別係數
W.N.L.	within normal limits	在正常範圍內
W.N.R.	within normal range	在正常範圍內
X-ray	X-ray photography	X 光攝影術
A-P view	chest anteroposterior	胸前後照
P-A view	chest posteroanterior	胸後前照
lat. view	chest lateral view	胸側面照

第七節 常見解剖名詞

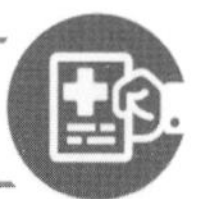

縮寫	全文	中文
L., Lt., Ⓛ	left	左
R., Rt., Ⓡ	right	右
Bil.	bilateral	兩側的
ant.	anterior	前面的，腹面的
post.	posterior	後面的，背面的
abd.	abdomen	腹部

一、心臟血管系統

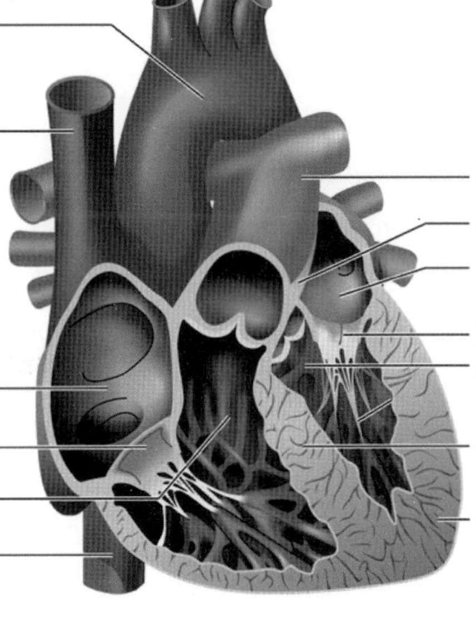

◆ 圖 1-1 心臟血管系統

縮寫	全文	中文
	arch of aorta [ˈartʃ əv eˈɔrtə]	主動脈弓
S.V.C.	superior vena cava [səˈpɪrɪɚ ˈvinə ˈkevə]	上腔靜脈
P.A.	pulmonary artery [ˈpʌlməˌnɛrɪ ˈartərɪ]	肺動脈
R.A.	right atrium [ˈraɪt ˈetrɪəm]	右心房
L.A.	left atrium [ˈlɛft ˈetrɪəm]	左心房
	interatrial septum [ˌɪntəˈretrɪəl ˈsɛptəm]	心房中隔
	bicuspid valve (mitral valve) [baɪˈkʌspɪd vælv]	二尖瓣，僧帽瓣
	tricuspid valve [traɪˈkʌspɪd vælv]	三尖瓣
R.V.	right ventricle [ˈraɪt ˈvɛntrɪkl̩]	右心室
L.V.	left ventricle [ˈlɛft ˈvɛntrɪkl̩]	左心室
	interventricular septum [ˌɪntɚvɛnˈtrɪkjəlɚ ˈsɛptəm]	心室中隔
I.V.C.	inferior vena cava [ˌɪnˈfɪrɪɚ ˈvinə ˈkevə]	下腔靜脈
	myocardium [ˌmaɪəˈkardɪəm]	心肌

二、呼吸系統

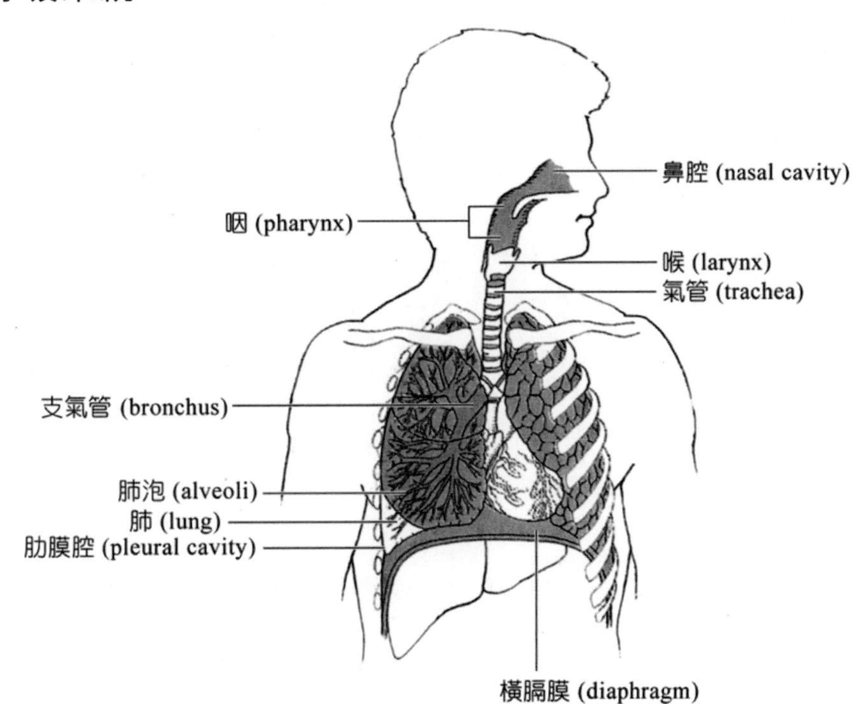

◆ 圖 1-2 呼吸系統

縮寫	全文	中文
	nasal cavity [ˊnezl̩ ˊkævətɪ]	鼻腔
	pharynx [ˊfærɪŋks]	咽
	larynx [ˊlærɪŋks]	喉
	lung [lʌŋ]	肺
	trachea [ˊtrekɪə]	氣管
	alveoli [ælˊviəlaɪ]	肺泡
	bronchus [ˊbraŋkəs]	支氣管
	diaphragm [ˊdaɪəˏfræm]	橫膈膜

三、消化系統

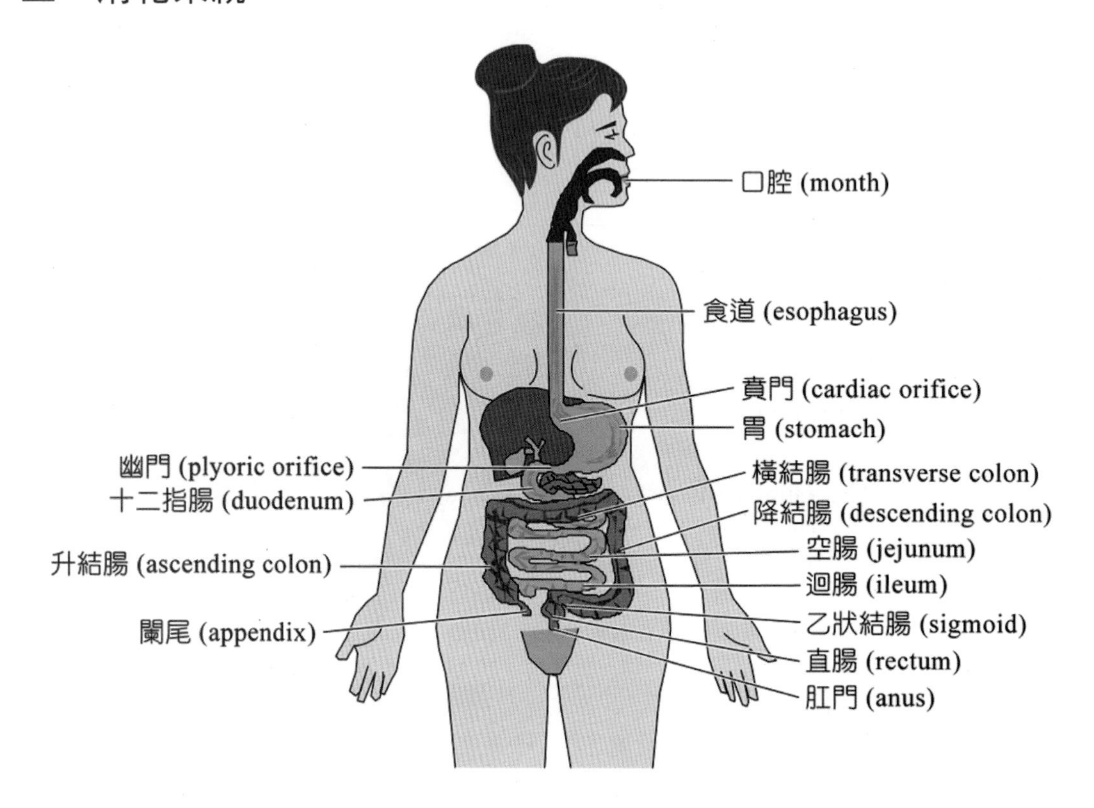

◆ 圖 1-3　消化系統

縮寫	全文	中文
	mouth [maʊθ]	口腔
	esophagus [iˊsɑfəgəs]	食道
	cardiac orifice [ˊkɑrdɪˌæk ˊɔrəfɪs]	賁門
	stomach [ˊstʌmək]	胃
	pyloric orifice [paɪˊlɔrɪk ˊɔrəfɪs]	幽門
	duodenum [ˌdjuəˊdinəm]	十二指腸

縮寫	全文	中文
	jejunum [dʒɪˊdʒunəm]	空腸
	ileum [ˊɪlɪəm]	迴腸
	appendix [əˊpɛndɪks]	闌尾
	ascending colon [əˊsɛndɪŋ ˊkolən]	升結腸
	transverse colon [trænsˊvɜs ˊkolən]	橫結腸
	descending colon [dɪˊsɛndɪŋ ˊkolən]	降結腸
	sigmoid [ˊsɪgmɔɪd]	乙狀結腸
	rectum [ˊrɛktəm]	直腸
	anus [ˊenəs]	肛門

四、肝膽胰系統

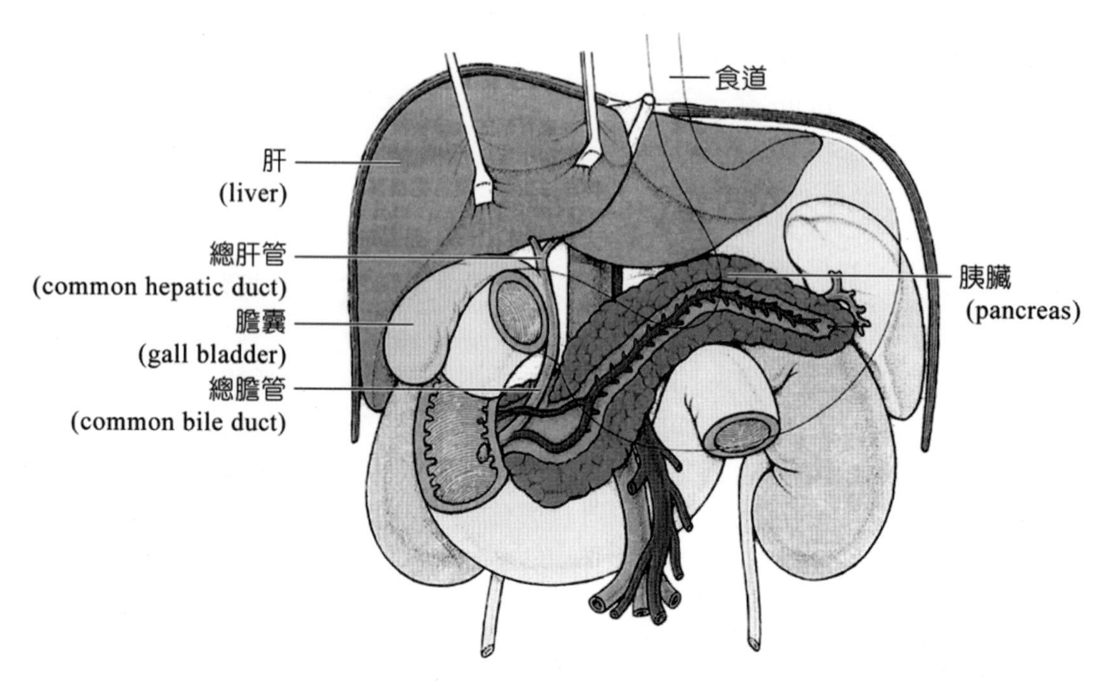

◆ 圖 1-4 肝膽胰系統

縮寫	全文	中文
	liver [ˈlɪvɚ]	肝臟
C.H.D.	common hepatic duct [ˈkɑmən hɪˈpætɪk dʌkt]	總肝管
	gall bladder [ˈgɔl ˈblædɚ]	膽囊
C.B.D.	common bile duct [ˈkɑmən baɪl dʌkt]	總膽管
	pancreas [ˈpæŋkrɪəs]	胰臟

五、泌尿系統

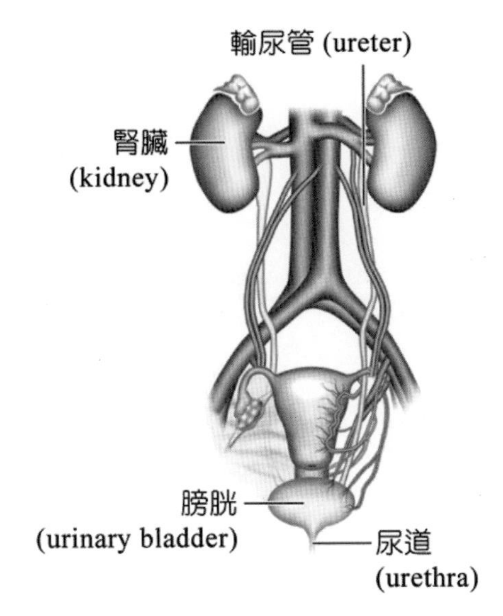

◆ 圖 1-5 泌尿系統

縮寫	全文	中文
	kidney [ˈkɪdnɪ]	腎臟
	ureter [jʊˈritɚ]	輸尿管
	urethra [jʊˈriθrə]	尿道
	urinary bladder [ˈjʊrəˌnɛrɪ ˈblædɚ]	膀胱
U.P.J.	ureteropelvic junction [jʊˌritərəˈpɛlvɪk ˈʤʌŋkʃən]	腎盂輸尿管連合處
U.V.J.	ureterovesical junction [jʊˈritərəˈvɛsəkəl ˈʤʌŋkʃən]	輸尿管膀胱連合處

六、生殖系統

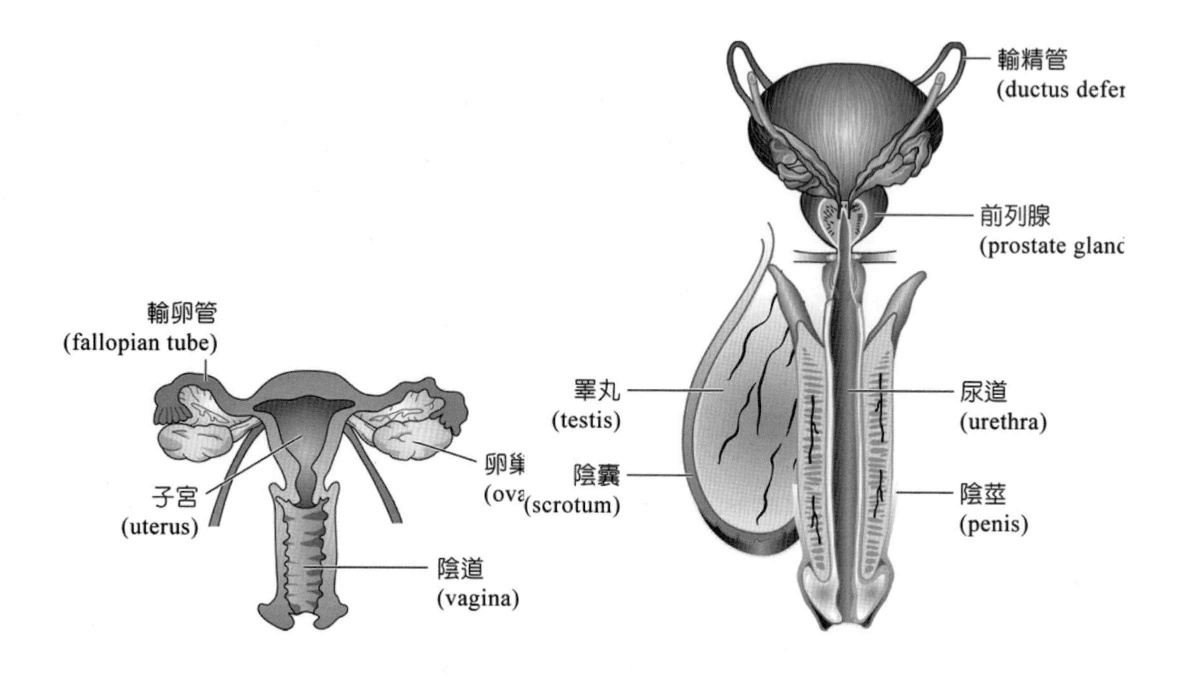

◆ 圖 1-6　生殖系統

縮寫	全文	中文
	uterus [ˈjutərəs]	子宮
	fallopian tube [fəlˈlopɪən tjub]	輸卵管
	ovary [ˈovərɪ]	卵巢
	vagina [vəˈdʒaɪnə]	陰道
	prostate gland [ˈprastet glænd]	前列腺
	ductus deferens [ˈdʌktəs ˈdɪfərənz]	輸精管

縮寫	全文	中文
	penis [ˊpenɪs]	陰莖
	testis [ˊtestɪs]	睪丸
	scrotum [ˊskrotəm]	陰囊

七、肌肉系統

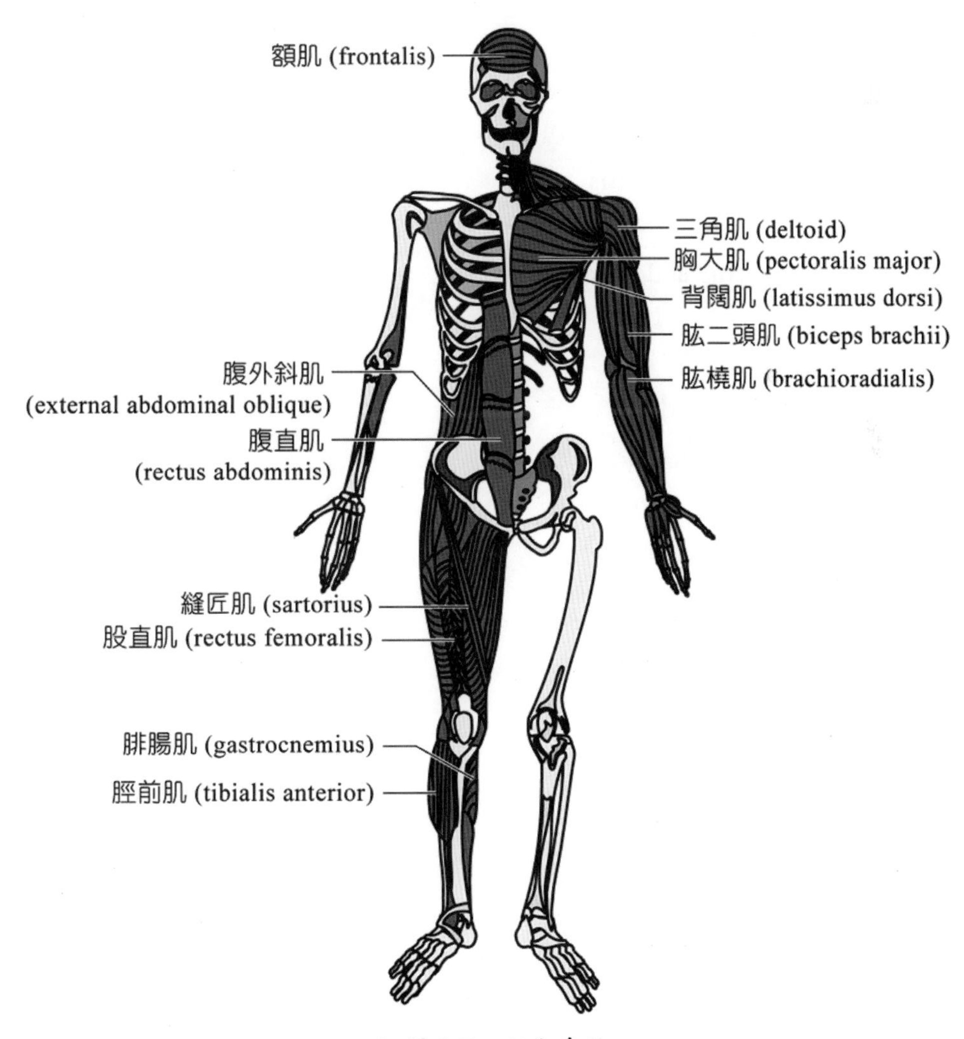

◆ 圖 1-7 肌肉系統

縮寫	全文	中文
	frontalis [frʌn′tælɪs]	額肌
	deltoid [′dɛltɔɪd]	三角肌
	pectoralis major [ˌpɛktə′ralɪs ′medʒɚ]	胸大肌
	latissimus dorsi [lə′tɪsɪməs ′dɔrsɪ]	背闊肌
	biceps brachii [baɪ′sɛps ′bræki]	肱二頭肌
	external abdominal oblique [ɪk′stɜnl̩ æb′damɪnl̩ ə′blɪk]	腹外斜肌
	brachioradialis [brækɪə′rædɪəlɪs]	肱橈肌
	rectus abdominis [′rɛktəs æb′dɔmɪnəs]	腹直肌
	sartorius [sə′tɔrɪəs]	縫匠肌
	rectus femoralis [′rɛktəs fɛmə′rælɪs]	股直肌
	gastrocnemius [ˌgæstrak′nɪmɪəs]	腓腸肌
	tibialis anterior [ˌtɪbɪ′elɪs æn′tɪrɪɚ]	脛前肌

八、骨骼系統

（一）上肢骨及下肢骨

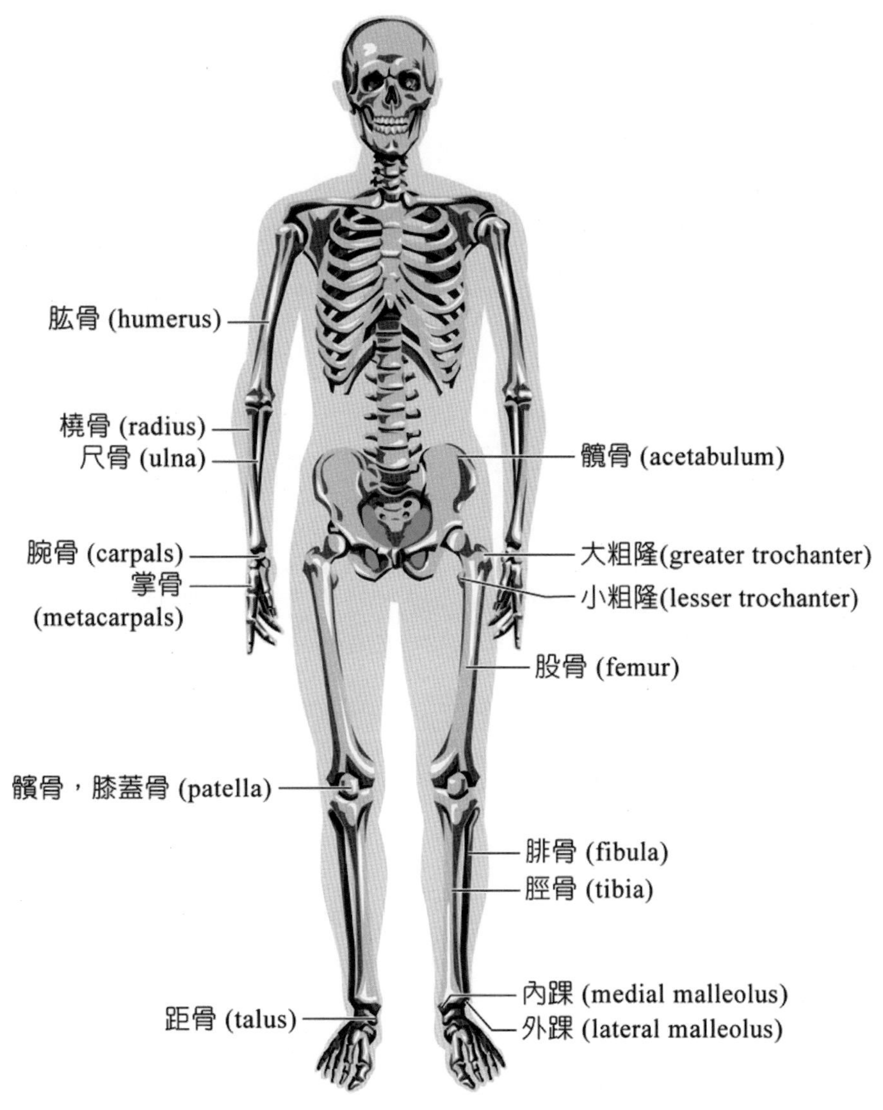

◆ 圖 1-8　上肢骨及下肢骨

縮寫	全文	中文
	humerus [ˊhjumərəs]	肱骨
	radius [ˊredɪəs]	橈骨

縮寫	全文	中文
	ulna [ˈʌlnə]	尺骨
	carpals [ˈkɑrpəlz]	腕骨
	condyles [ˈkɑndaɪlz]	髁
	metacarpals [ˌmɛtəˈkɑrpəlz]	掌骨
	phalanges [fəˈlændʒɪz]	指骨
	acetabulum [æsɪˈtæbjuləm]	髖骨
	calcaneus [kælˈkenɪəs]	跟骨
	femur [ˈfimɚ]	股骨
	greater trochanter [ˈgretɚ troˈkæntɚ]	大粗隆
	lesser trochanter [ˈlɛsɚ troˈkæntɚ]	小粗隆
	patella [pəˈtɛlə]	髕骨，膝蓋骨
	fibula [ˈfɪbjələ]	腓骨
	tibia [ˈtɪbɪə]	脛骨
	lateral malleolus [ˈlætərəl məˈliələs]	外踝
	medial malleolus [ˈmidɪəl məˈliələs]	內踝
	talus [ˈteləs]	距骨

（二）骨折類型

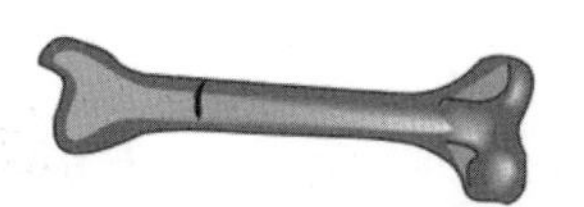

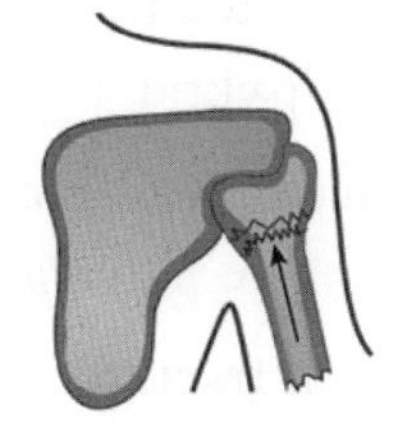

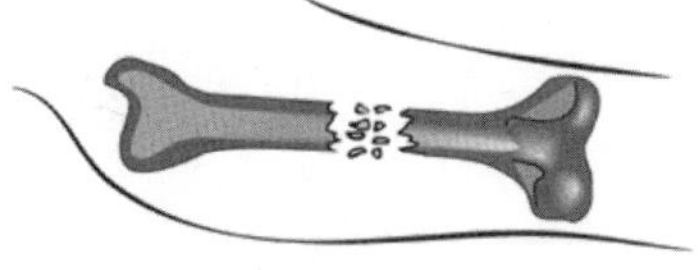

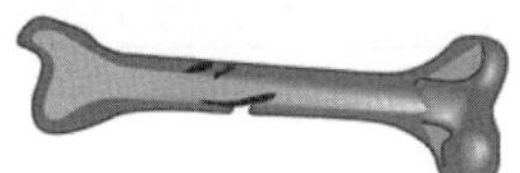

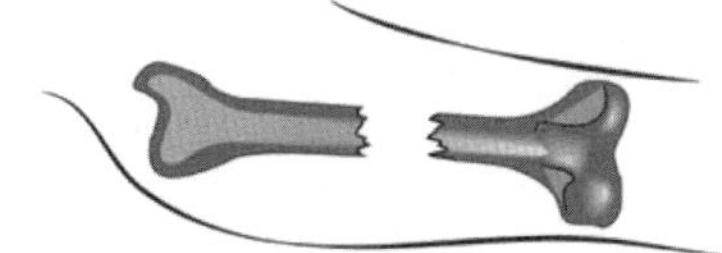

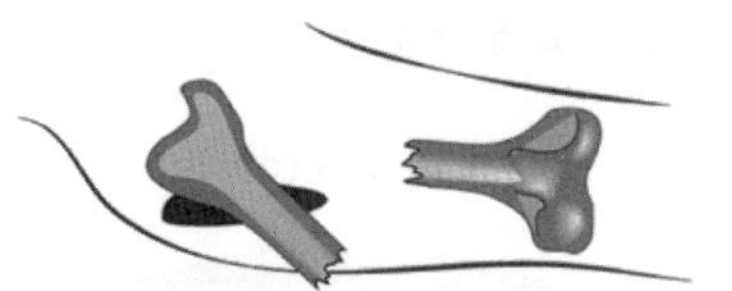

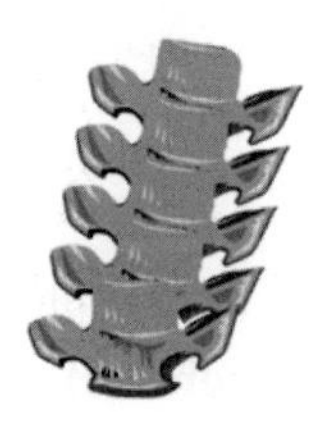

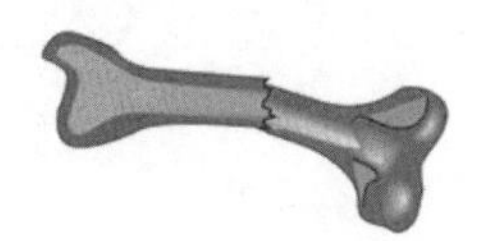

◆ 圖 1-9　骨折的類型

縮寫	全文	中文
	closed fracture [ˊklozd ˊfræktʃɚ]	閉鎖性骨折，單純性骨折
	comminuted fracture [ˊkaməˌnjutɪd ˊfræktʃɚ]	粉碎骨折
	complete fracture [kəmˊplit ˊfræktʃɚ]	完全骨折
	compression fracture [kəmˊprɛʃən ˊfræktʃɚ]	壓迫性骨折

縮寫	全文	中文
	impacted fracture [ɪm′pæktɪd ′frækt∫ɚ]	嵌入骨折
	incomplete fracture [ˌɪnkəm′plit ′frækt∫ɚ]	不完全骨折
	open fracture [′opən ′frækt∫ɚ]	開放性骨折
	overriding fracture [ˌovɚ′raɪdɪŋ ′frækt∫ɚ]	重疊骨折

九、神經系統

(一)中樞神經系統

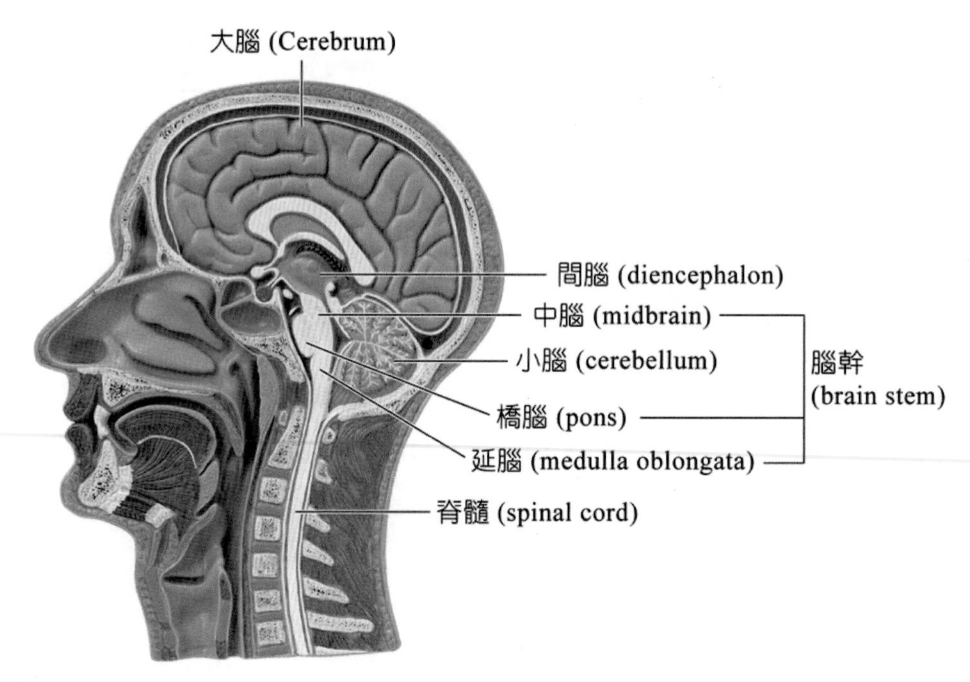

◆ 圖 1-10　中樞神經系統

縮寫	全文	中文
C.N.S.	central nervous system [ˊsɛntrəl ˊnɝvəs ˊsɪstəm]	中樞神經系統
	cerebrum [ˊsɛrəbrəm]	大腦
	diencephalon [ˏdaɪənˊsɛfələn]	間腦
	cerebellum [ˏsɛrəˊbɛləm]	小腦
	brain stem [ˊbren stɛm]	腦幹
	midbrain [ˊmɪdˏbren]	中腦
	pons [pɑnz]	橋腦
	medulla oblongata [mɪˊdʌlə ˏɑblɑŋˊgetə]	延腦
	spinal cord [ˊspaɪnl̩ kɔrd]	脊髓
C.S.F.	cerebrospinal fluid [ˏsɛrəbrəˊspaɪnl̩ ˊfluɪd]	腦脊髓液
C.	cervical spine [ˊsɝvɪkl̩ spaɪn]	頸椎
T.	thoracal spine [ˊθorəkəl spaɪn]	胸椎
L.	lumbar spine [ˊlʌmbɚ spaɪn]	腰椎
S.	sacral spine [ˊsekrəl spaɪn]	薦椎
	coccygeal spine [kɑkˊsɪdʒɪəl spaɪn]	尾椎

（二）周圍神經系統

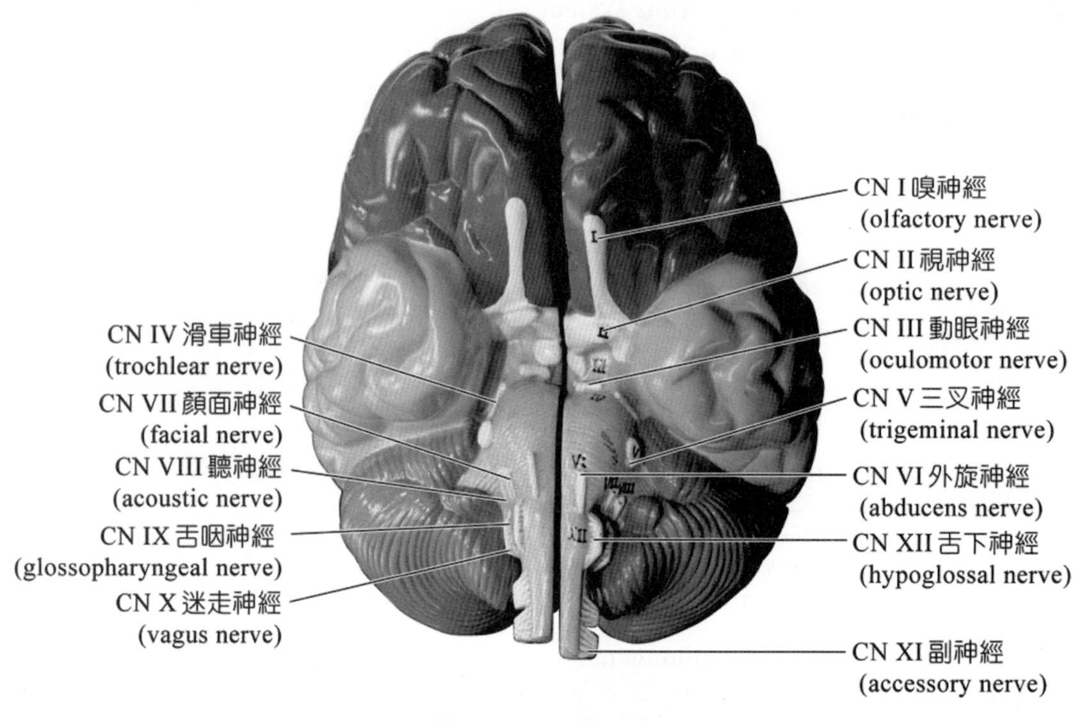

◆ 圖 1-11　12 對腦神經

縮寫	全文	中文
	peripheral nervous system [pəˈrɪfərəl ˈnɜvəs ˈsɪstəm]	周圍神經系統
	cranial nerves [ˈkrenɪəl nɜvz]	腦神經
CN I	olfactory nerve [ɑlˈfæktərɪ nɜv]	嗅神經
CN II	optic nerve [ˈaptɪk nɜv]	視神經
CN III	oculomotor nerve [ˌɑkjuləˈmotɚ nɜv]	動眼神經
CN IV	trochlear nerve [ˈtrɑklɪɚ nɜv]	滑車神經
CN V	trigeminal nerve [traɪˈdʒɛmənḷ nɜv]	三叉神經

縮寫	全文	中文
CN VI	abducens nerve [æb′djusənz nɜv]	外旋神經
CN VII	facial nerve [′feʃəl nɜv]	顏面神經
CN VIII	acoustic nerve [ə′kustɪk nɜv]	聽神經
CN IX	glossopharyngeal nerve [ˌglasəfə′rɪndʒɪəl nɜv]	舌咽神經
CN X	vagus nerve [′vegəs nɜv]	迷走神經
CN XI	accessory nerve [æk′sɛsərɪ nɜv]	副神經
CN XII	hypoglossal nerve [haɪpə′glasəl nɜv]	舌下神經
	spinal nerves [′spaɪnl̩ nɜvz]	脊神經（共 31 對）

（三）自主神經系統

縮寫	全文	中文
	autonomic nervous system [ɔtə′namɪk ′nɜvəs ′sɪstəm]	自主神經系統
	parasympathetic nerve [ˌpærəˌsɪmpə′θɛtɪk nɜv]	副交感神經系統
	sympathetic nerve [ˌsɪmpə′θɛtɪk nɜv]	交感神經系統

十、耳鼻喉科

（一）耳部構造

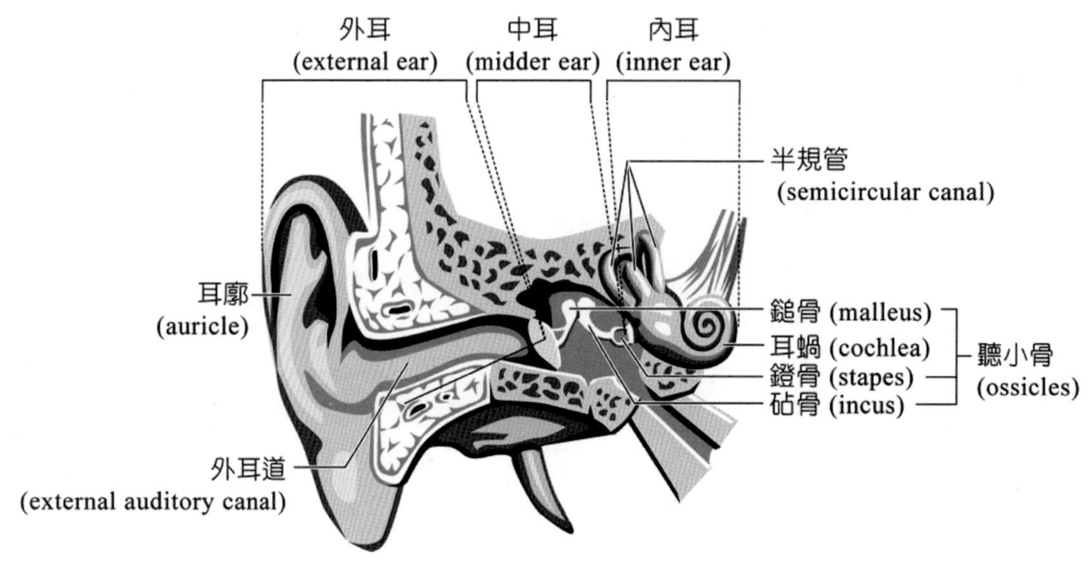

◆ 圖 1-12　耳的構造

縮寫	全文	中文
	external ear [ɪk′stɝnḷ ɪr]	外耳
	auricle [′ɔrɪkl]	耳廓
	eardrum [′ɪrdrʌm]	耳膜
	external auditory canal [ɪk′stɝnḷ ′ɔdətorɪ kə′næl]	外耳道
	middle ear [′mɪdḷ ɪr]	中耳
	ossicles [′asɪkḷz]	聽小骨
	incus [′ɪŋkəs]	砧骨

縮寫	全文	中文
	malleus [ˈmælɪəs]	鎚骨
	stapes [ˈstepiz]	鐙骨
	inner ear [ˈɪnɚ ɪr]	內耳
	cochlea [ˈkɑklɪə]	耳蝸
	semicircular canal [ˌsɛmɪˈsɝkjələ kəˈnæl]	半規管

(二)鼻部構造

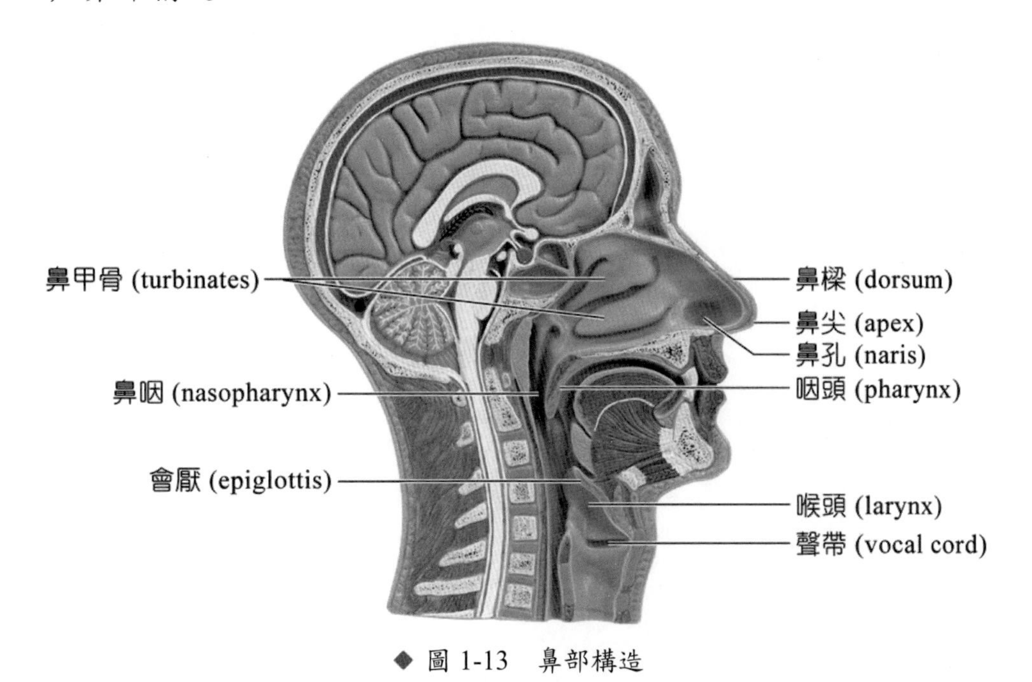

◆ 圖 1-13 鼻部構造

縮寫	全文	中文
	external nose [ɪkˈstɝnl̩ noz]	外鼻部
	apex [ˈepɛks]	鼻尖

縮寫	全文	中文
	dorsum [ˊdɔrsəm]	鼻樑
	naris [ˊnerɪs]	鼻孔
	internal nose [ɪnˊtɜnḷ noz]	內鼻部
	nasal septum [ˊnezḷ ˊsɛptəm]	鼻中隔
	nasopharynx [ˏnezoˊfærɪŋks]	鼻咽
	paranasal sinuses [ˏpærəˊnezḷ ˊsaɪnəsɪz]	副鼻竇
	turbinates [ˊtɜbɪnets]	鼻甲骨

（三）喉部構造

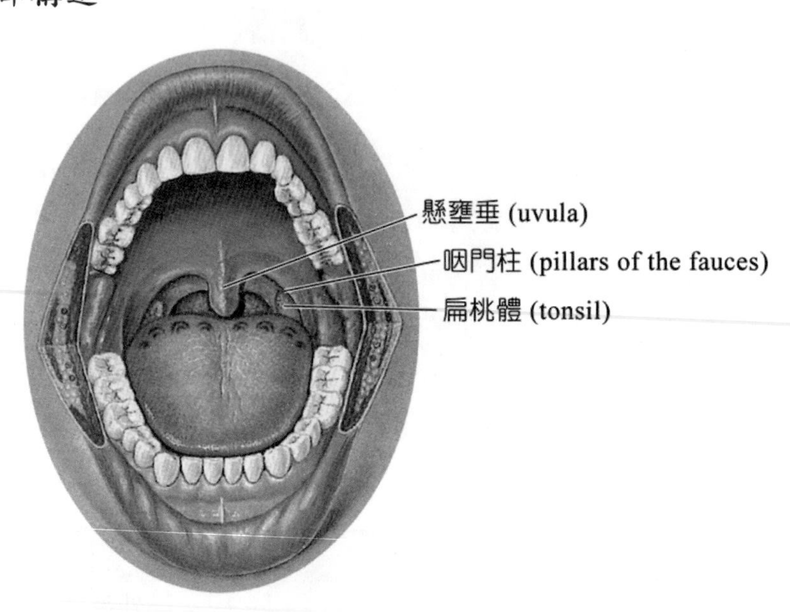

◆ 圖 1-14　喉部構造

縮寫	全文	中文
	uvula [ˈjuvjələ]	懸雍垂
	tonsil [ˈtansḷ]	扁桃體
	pillars of the fauces [ˈpɪlɚz əv ðə ˈfɔsiz]	咽門柱
	larynx [ˈlærɪŋks]	咽頭
	epiglottis [ˌɛpəˈglatɪs]	會厭
	pharynx [ˈfærɪŋks]	喉頭
	vocal cord [ˈvokḷ kɔrd]	聲帶

十一、眼 科

(一) 眼部構造

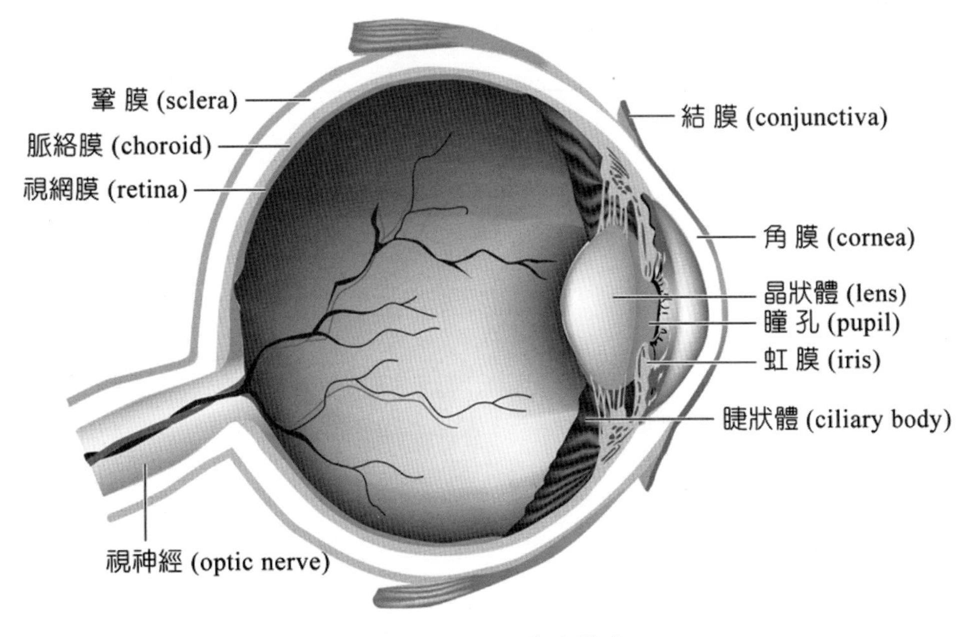

◆ 圖 1-15 眼睛的構造

縮寫	全文	中文
	conjunctiva [ˌkandʒʌŋkˈtaɪvə]	結膜
	cornea [ˈkɔrnɪə]	角膜
	pupil [ˈpjupḷ]	瞳孔
	iris [ˈaɪrɪs]	虹膜
	lens [lɛnz]	晶狀體
	ciliary body [ˈsɪlɪərɪ ˈbadɪ]	睫狀體
	retina [ˈrɛtɪnə]	視網膜
	choroid [ˈkorɔɪd]	脈絡膜
	sclera [ˈsklɪrə]	鞏膜
	optic nerve [ˈaptɪk nɜv]	視神經

（二）眼部肌肉

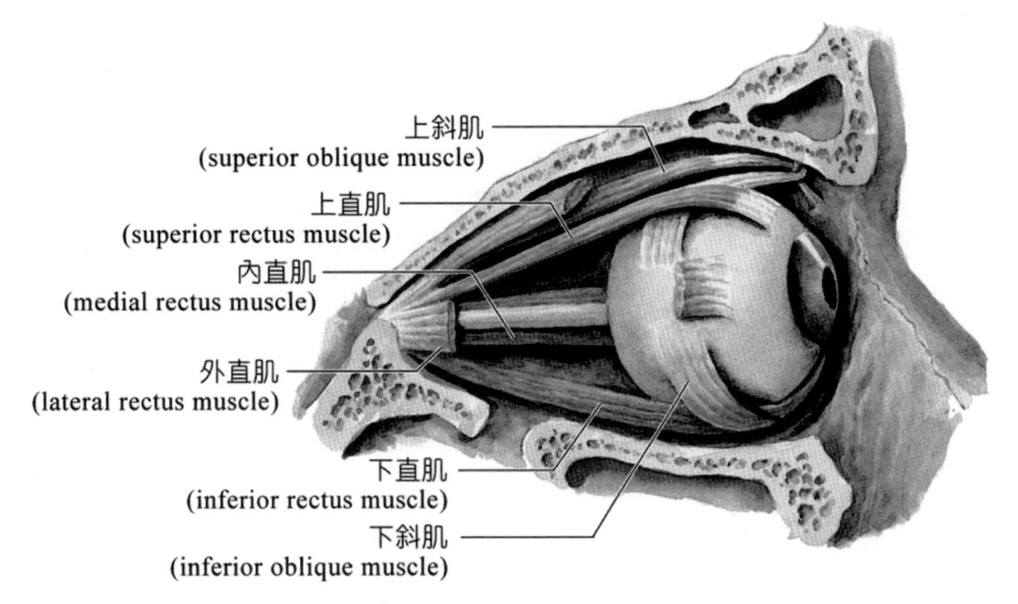

◆ 圖 1-16 眼部肌肉

縮寫	全文	中文
	superior oblique muscle [sə′pɪrɪɚ ə′blik ′mʌsḷ]	上斜肌
	superior rectus muscle [sə′pɪrɪɚ ′rɛktəs ′mʌsḷ]	上直肌
	lateral rectus muscle [′lætərəl ′rɛktəs ′mʌsḷ]	外直肌
	medial rectus muscle [′midɪəl ′rɛktəs ′mʌsḷ]	內直肌
	inferior oblique muscle [in′fɪrɪɚ ə′blik ′mʌsḷ]	下斜肌
	inferior rectus muscle [in′fɪrɪɚ ′rɛktəs ′mʌsḷ]	下直肌

第八節 常見手術名稱

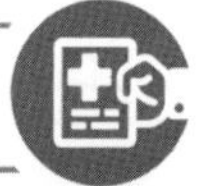

縮寫	全文	中文
A.A.A.	abdominal aortic aneurysmectomy	腹腔主動脈瘤切除術
A&A	arthroscopy and arthrotomy	關節鏡及關節切開術
A.B.M.T.	autologous bone marrow transplantation	自體性骨髓移植
A.C.B.S.	aortocoronary bypass surgery	主動脈與冠狀動脈間分流手術
A.K.A.	above-knee amputation	膝上截肢術
A.P.	appendectomy	闌尾切除術
A.T.H.	abdominal total hysterectomy	腹部全子宮切除術
amp.	amputation	截肢
B.A.V.P.	balloon aortic valvuloplasty	主動脈瓣氣球成形術
B.E.A.	below elbow amputation	肘下截肢
B.E.F.	bronchoesophageal fistula	支氣管食道瘻管
B.K.A.	below-knee amputation	膝下截肢
B.M.T.	bone marrow transplantation	骨髓移植
B.P.S.	bilateral partial salpingectomy	兩側輸尿管部分切除術
B.T.L.	bilateral tubal ligation	兩側輸卵管結紮
B.V.L.	bilateral vas ligation	兩側輸精管結紮
C.A.B.G.	coronary artery bypass graft	冠狀動脈繞道移植
C.A.P.D.	continuous ambulatory peritoneal dialysis	連續性可攜帶式腹膜透析
caut.	cauterization	燒灼術
C.E.	cataract extraction	白內障摘除術
circ.	circumcision	包皮環割術
C.R.	calculus removed	移去結石
C.R.A.	colorectal anastomosis	結腸直腸吻合術
C/S	cesarean section	剖腹生產術
	cholelithotomy	膽石切除術
	cholelithotripsy	膽石震碎術

縮寫	全文	中文
	cryosurgical hemorrhoidectomy	冷凍切除痔瘡手術
D&C	dilatation and curettage	擴張及刮除術（人工流產術）
	debridement	擴創術
	decompression of stomach	胃減壓
Ep.	episiotomy	會陰切開術
E.R.C.P.	endoscopic retrograde cholangio-pancreatography	內視鏡逆行性膽道胰臟攝影術
E.R.P.	endocardial resection procedure	心臟內膜切除步驟
E.S.W.L.	extracorporeal shock wave lithotripsy	體外震波碎石術
E.W.H.O.	elbow-wrist-hand orthosis	肘腕手整直法
	endotracheal intubation	氣管插管術
F.T.S.G.	full-thickness skin graft	全層皮膚移植
	gastrectomy	胃切除術
	total gastrectomy	全部胃切除術
	subtotal gastrectomy	部分胃切除術
	fistulectomy	瘻管切除術
G.A.	general anesthesia	全身麻醉
G.E.T.A.	general endotracheal anesthesia	氣管插管式全身麻醉
H.P.	hemipelvectomy	單側骨盆切除術
H&R	hysterectomy and radiation	子宮切除及放射線照射
H.R.T.	hormone replacement therapy	荷爾蒙補充療法
	heart transplantation	心臟移植
I.C.C.E.	intracapsular cataract extraction	囊內白內障摘除
I&D	incision and drainage	切開引流
I.O.C.G.	intraoperative cholangiogram	手術中膽管 X 光攝影
I.P.O.P.	immediate postoperative prosthesis	手術後立即使用之彌補物
I.U.C.D.	intra-uterine contraceptive device	子宮內避孕裝置
	induction of labor	引產

縮寫	全文	中文
L.A.	local anesthesia	局部麻醉
L.A.M.	laminectomy	椎板切除術
Lap.	laparotomy	剖腹術
L.A.R.	low anterior resection	低前位切除術
L.A.V.T.H.	laparoscopic assisted vaginal total hysterectomy	腹腔鏡輔助經陰道子宮切除術
L.S.B.P.S.	laparoscopic bilateral partial salpingectomy	腹腔鏡兩側輸卵管部分切除術
	lobectomy	肺葉切除術
M.S.D.	microsurgical discectomy	顯微椎間盤切除術
N.B.	needle biopsy	細針穿刺活體組織切片
N.S.D.	normal spontaneous delivery	自然生產
N.S.R.	nasal septal reconstruction	鼻中隔重建術
O.M.V.C.	open mitral valve commissurotomy	開放性心臟僧帽瓣分離術
O.R.I.F.	open reduction with internal fixation	開放式復位併內固定術
P.C.A.	patient control analgesia	病人自動控制止痛法
P.E.G.	percutaneous endoscopic gastrostomy	經皮內視鏡胃造口術
P.G.V.	proximal gastric vagotomy	胃近端迷走神經切除術
P.N.B.	percutaneous needle biopsy	經皮針刺活體組織切片
P.N.L.	percutaneous nephrolithotomy	經皮腎結石切除術
P.P.T.L.	postpartum tubal ligation	產後輸卵管結紮
P.T.C.A	percutaneous transluminal coronary angioplasty	氣球擴張術
P.T.C.D	percutaneous transhepatic cholangiography and drainage	經皮穿肝膽道攝影及引流
P.T.S.D	post-traumatic stress disorder	創傷後壓力症候群
P.T.X.	parathyroidectomy	副甲狀腺切除術

縮寫	全文	中文
P.U.P.	percutaneous ultrasonic pyelolithotomy	經皮超音波腎盂結石切除術
	painless labor	無痛分娩
	perineorrhaphy	會陰縫合術
	pneumonectomy	肺切除術
R.C.T.	root canal therapy	根管治療
R.M.	radical mastectomy	根除性乳房切除術
	replacement	復位，置換
S.M.R.R.	submucous resection and rhinoplasty	黏膜下切除及鼻成形術
S.S.A.	side-to-side anastomosis	邊對邊吻合術
S.T.S.G.	split-thickness skin graft	撕裂厚度皮膚移植
	skeletal traction	骨骼牽引
T.A.A.	total ankle arthroplasty	全部踝關節成形術
T.E.A.	total elbow arthroplasty	全肘關節成形術
T.E.N.S.	transcutaneous electrical nerve stimulation	穿皮式神經電流刺激
T.E.R.	total elbow replacement	全肘置換術
T.H.A.	total hip arthroplasty	全髖關節成形術
T.H.R.	total hip replacement	全髖關節置換術
T.J.R.	total joint replacement	全關節置換術
T.K.R.	total knee replacement	全膝關節置換術
	tapping	穿刺放液
	tracheostomy	氣管造口術
	tracheotomy	氣管切開術
T/L	tubal ligation	輸卵管結紮法
T.U.F.	transurethral fulguration	經尿道燒灼術
T.U.R.P.	transurethral resection of prostate	經尿道前列腺切除術
V.E.	vacuum extraction	真空吸引分娩
V.H.	vaginal hysterectomy	陰道式子宮切除術
V-P shunt	ventricular peritoneal shunt	腦至腹膜腔分流

第九節 常見治療及護理

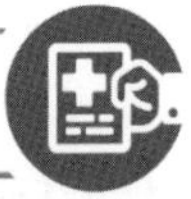

縮寫	全文	中文
A.B.R.	absolute bed rest [ˈæbsə͵lut bɛd rɛst]	絕對臥床休息
	alcohol sponge [ˈælkəhɔl spʌndʒ]	酒精拭浴
	ambulant [ˈæmbjələnt]	可下床走動
	audiphone [ˈɔdəfon]	助聽器
A.I.	artificial insemination [͵artəˈfɪʃəl ɪn͵sɛməˈneʃən]	人工授精
A.I.D.	artificial insemination by donor [͵artəˈfɪʃəl ɪn͵sɛməˈneʃən baɪ ˈdonɚ]	人工授精（用捐贈者的）
A.I.H.	artificial insemination by husband [͵artəˈfɪʃəl ɪn͵sɛməˈneʃən baɪ ˈhʌzbənd]	人工授精（丈夫的）
A.R.O.M.	artificial rupture of membrane [͵artiˈfɪʃəl ˈrʌptʃɚ əv ˈmembreṇ]	人工破水
A.T.	aerosol therapy [ˈerəsəl ˈθɛrəpɪ]	噴霧吸入療法
	bladder irrigation [ˈblædɚ ͵ɪrəˈgeʃən]	膀胱沖洗
	bladder training [ˈblædɚ ˈtrenɪŋ]	膀胱訓練
	blood transfusion [blʌd trænsˈfjuʒən]	輸血法
	brace [bres]	支架
	bronchodilators [͵brankədaɪˈletɚz]	支氣管擴張劑
B.E.	barium enema [ˈbɛrɪəm ˈɛnəmə]	鋇劑灌腸

縮寫	全文	中文
	catheterization [ˌkæθətərɪˈzeʃən]	導尿
C.D.	change dressing [tʃenʤ ˈdrɛsɪŋ]	換藥
	change position (reposition) [tʃenʤ pəˈzɪʃən] [rɪpəˈzɪʃən]	翻身
	chest percussion [ˈtʃɛst pɚˈkʌʃən]	胸部叩擊法
	chest vibration [ˈtʃɛst vaɪˈbreʃən]	胸部震動法
	cold compress [kold kəmˈpres]	冷敷
	conservative treatment [kənˈsɝvətɪv ˈtritmənt]	保守療法
C.P.R.	cardiopulmonary resuscitation [ˌkardɪəˈpʌlməˌnɛrɪ rɪˌsʌsəˈteʃən]	心肺復甦術
C.T.(C/T)	chemotherapy [ˌkɛmoˈθɛrəpɪ]	化學治療
D.T.(D/T)	diet therapy [daɪət ˈθɛrəpɪ]	飲食療法
	exchange transfusion [ɪksˈtʃenʤ trænsˈfjuʒən]	換血
E.T.(E/T)	electrotherapy [ɪˌlɛktroˈθɛrəpɪ]	電療
	foley care [ˈfolɪ kɛr]	導尿管護理
	gastrolavage [ˌgæstrəˈlævɪʤ]	洗胃
	glycerin enema [ˈglɪsərɪn ˈɛnəmə]	甘油灌腸
	Healing of Magic [hiliŋ əv mæʤɪk]	魔術師輔療康復計畫

縮寫	全文	中文
H.B.O.T.	hyperbaric oxygen therapy [haɪpɚˈbærɪk ˈɑksədʒən ˈθɛrəpɪ]	高壓氧治療
	hearing aid [ˈhɪrɪŋ ed]	助聽器
	hemostasis [ˌhiməˈstesɪs]	止血
	hot bath [ˈhɑt bæθ]	熱水浴（治療痔瘡）
	hot compress [hɑt kəmˈpres]	熱敷
	hypnosis [hɪpˈnosɪs]	催眠
	hypnotherapy [ˌhɪpnoˈθɛrəpɪ]	催眠療法
H.T.	hydrotherapy [haɪdrəˈθɛrəpɪ]	水療法
H.D., H/D	hemodialysis [ˌhimədaɪˈæləsɪs]	血液透析
	ice application (packing) [aɪs æpliˈkeʃən] [pækɪŋ]	冰敷
	immobility [ˌɪmoˈbɪlətɪ]	不動，固定
	insertion of chest tube [ɪnˈsɜʃən əv tʃɛst tjub]	胸管插入法
	isolation [ˌaɪsəˈleʃən]	隔離
I.C.P.	intermittent catheterization program [ˌɪntɚˈmɪtənt ˌkæθətərəˈzeʃən ˈprogræm]	間歇性導尿
I.S.C.T.	intermittent self-catheterization training [ˌɪntɚˈmɪtənt sɛlfˌkæθətərəˈzeʃən ˈtrenɪŋ]	間歇性自我導尿訓練
I.T.	inhalation therapy [ˌɪnhəˈleʃən ˈθɛrəpɪ]	吸入療法

縮寫	全文	中文
I.V.F.	in vitro fertilization [ɪn ˈvɪtrə ˌfɜtələˈzeʃən]	試管嬰兒
Irrig.	irrigation [ˌɪrəˈgeʃən]	沖洗
	Kegal exercise [ˈkɛgəl ˈɛksɚˌsaɪz]	凱歌爾運動
	massage [məˈsaʒ]	按摩
	nasal spray [ˈnezḷ spre]	噴鼻劑
N.T.G.	nitroglycerin [ˌnaɪtrəˈglɪsərɪn]	硝化甘油
	oral contraceptives [ˈɔrəl ˌkantrəˈsɛptɪvz]	口服避孕藥
	oxytocin [ˌaksɪˈtosɪn]	催產素
O.T.	occupational therapy [ˌakjəˈpeʃənḷ ˈθɛrəpɪ]	職能治療
	placebo [pləˈsibo]	安慰劑
	planter cast [ˈplæntɚ kæst]	打石膏
	postural drainage [ˈpastʃərəl ˈdrenɪdʒ]	姿位引流
P.T.	physical therapy [ˈfɪzɪkḷ ˈθɛrəpɪ]	物理治療
	phototherapy [ˌfotəˈθɛrəpɪ]	照光治療
P.P. care	post-partum care [post ˈpartəm kɛr]	產後護理
	retention enema [rɪˈtɛnʃən ˈɛnəmə]	留置灌腸

縮寫	全文	中文
R.T.	radiotherapy [ˌredɪoˊθɛrəpɪ]	放射線療法
	sedative [ˊsɛdətɪv]	鎮靜劑
	shaving [ˊʃevɪŋ]	剃薙
	sign language [ˊsaɪn ˊlæŋgwɪdʒ]	手語
	steam inhalation [ˊstim ˌɪnhəˊleʃən]	蒸氣吸入法
	suction [ˊsʌkʃən]	抽痰，抽吸
	supportive treatment [səˊpɔrtɪv ˊtritmənt]	支持性療法
S.S.E.	soapsuds enema [ˊsopˌsʌdz ˊɛnəmə]	肥皂水灌腸
S.T.	speech therapy [spitʃ ˊθɛrəpɪ]	語言治療
	toilet training [ˊtɔɪlɪt ˊtrenɪŋ]	如廁訓練
T.P.N.	total parenteral nutrition [ˊtotl̩ pəˊrɛntərəl njuˊtrɪʃən]	靜脈高營養療法
	vasodilators [ˌvæsodaɪˊletɚ]	血管擴張劑
Vacc.	vaccination [ˌvæksɪˊneʃən]	預防接種
	weight bearing [ˊwet ˊbɛrɪŋ]	負重
	Heimlich maneuver [ˊhaɪmlɪk məˊnuvɚ]	哈姆立克操作

第十節 常見藥物用語

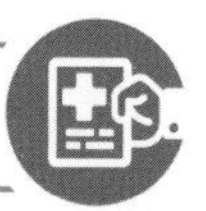

一、藥物形式

縮寫	全文	中文
amp.	ampule [ˈæmpul]	安瓶
	vial [vaɪl]	小（玻璃）瓶
aq.	water [ˈwɔtɚ]	水，液性的
sol.	solution [səˈluʃən]	溶液
fl.	fluid [ˈfluɪd]	液體
liq.	liquid [ˈlɪkwɪd]	液體
D.W.	distilled water [dɪˈstɪld ˈwɔtɚ]	蒸餾水
N/S	normal saline [ˈnɔrml̩ ˈselɪn]	生理食鹽水
G/W	glucose in water [ˈglukos ɪn ˈwɔtɚ]	葡萄糖水
D5W, D5/W	5% dextrose in water [ˈdɛkstros ɪn ˈwɔtɚ]	5%葡萄糖水
dil.	dilute [daɪˈljut]	稀釋
Cap.	capsula [ˈkæpsjulə]	膠囊
oint.	ointment [ˈɔɪntmənt]	藥膏
supp.	suppository [səˈpazətorɪ]	栓劑

縮寫	全文	中文
lot.	lotion [ˊloʃən]	外用藥水
pil.	pilula [ˊpɪljulə]	丸劑
syr.	syrup [ˊsɪrəp]	糖漿
tab.	tablet [ˊtæblɪt]	錠劑
susp.	suspension [səsˊpɛnʃən]	懸濁液
	inhalation [ˏɪnhəˊleʃən]	吸入劑，噴霧劑
	powder [ˊpaʊdɚ]	粉劑
	eyedrops [ˊaɪˏdrɑps]	點眼藥

二、給藥劑量

縮寫	全文	中文
aa, $\overline{aa}$	of each [əv itʃ]	各一
ss, $\overline{ss}$	semis [ˊsɪmɪs]	一半
$\bar{c}$	with [wɪθ]	和
max.	maximal [ˊmæksɪml̩]	最大
min.	minimal [ˊmɪnɪməl]	最小
gtt.	drop [drɑp]	滴

縮寫	全文	中文
T., tbsp.	tablespoon [ˈtebḷˌspun]	湯匙
t., tsp	teaspoon [ˈtiˌspun]	茶匙
oz.	ounce [auns]	盎司
mL.	milliliter [ˈmɪləˌlitɚ]	毫升
l., L.	liter [ˈlitɚ]	公升
lb.	pound [paʊnd]	磅
kg.	kilogram [ˈkɪləˌgræm]	公斤
gm.	gram [græm]	公克
mg.	milligram [ˈmɪləˌgræm]	毫克
I.U.	international unit [ˌɪntɚˈnæʃənḷ ˈjunɪt]	國際單位
meq.(mEq.)	milliequivalent [ˌmɪlɪəˈkwɪvələnt]	毫克當量
L.D.	lethal dose [ˈliθəl dos]	致死劑量

三、給藥途徑

縮寫	全文	中文
P.O.(p.o.)	by mouth [baɪ maʊθ]	口服
inj.	injection [ɪnˈdʒɛkʃən]	注射

縮寫	全文	中文
Hypo.	hypodermic [ˌhaɪpoˈdɜmɪk]	皮下注射
S.C.	subcutaneous [ˌsʌbkjəˈtenɪəs]	皮下注射
I.M.	intramuscular [ˌɪntrəˈmʌskjələ]	肌肉注射
I.V.	intravenous [ˌɪntrəˈvinəs]	靜脈注射
I.V. drip	intravenous drip [ˌɪntrəˈvinəs drɪp]	點滴靜注
S.L.	sublingual [sʌbˈlɪŋgwəl]	舌下的
vag.	vaginal [ˈvædʒɪnl̩]	經由陰道
inh.	inhalation [ˌɪnhəˈleʃən]	吸入
O.D.	L. *oculus dexter* (right eye) [raɪt aɪ]	右眼
O.S.	L. *oculus sinister* (left eye) [lɛft aɪ]	左眼
O.U.	L. *oculus unitas* (both eyes) [boθ aɪz]	雙眼
A.D.	L. *auris dextra* (right ear) [raɪt ir]	右耳
A.S.	L. *auris sinister* (left ear) [lɛft ir]	左耳
A.U.	L. *auris unitas* (both ears) [boθ irz]	雙耳

四、給藥時間

縮寫	全文	中文
a	L. *ante* (before)	在…之前
p	L. *post* (after)	在…之後
A.M.	L. *ante meridiem* (before noon)	上午
P.M.	L. *post meridiem* (after noon)	下午
a.c.	L. *ante cibum* (before meals)	飯前
p.c.	L. *post cibum* (after meals)	飯後
pre-op	pre-operative	手術前
post-op	post-operative	手術後
C.M.	coming morning	明晨
M.N.	midnight	午夜
M & N	morning and night	早晚
b.i.d.	twice a day	一天兩次
t.i.d.	three times a day	一天三次
q.i.d.	L. *quarter in die* (four times a day)	一天四次
q.d.	every day	每天
q.h.	every hour	每小時
q.2h	every two hours	每兩小時
q.o.d.	every other day	每隔一天
q.m.	every morning	每天早晨
q.n.	every night	每天晚上
h.s.	at bed time	睡前
p.r.n.	as required	需要時給予
S.O.S	one dose if necessary	如有需要給予一次
hr.	hour	小時
N.P.O.	nothing by mouth	禁食
st., Ⓢⓣ, stat.	immediately	即時，立刻
D.C.	discontinue	停止

第十一節 治療性飲食

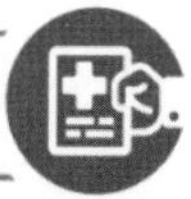

一、藥物形式

縮寫	全文	中文
	solid diet [ˈsɑlɪd ˈdaɪət]	固體飲食
	liquid diet (fluid diet) [ˈlɪkwɪd ˈdaɪət] [fluɪd ˈdaɪət]	流質飲食
	semi-liquid diet [ˌsɛmɪˈlɪkwɪd ˈdaɪət]	半流質飲食
	soft diet [sɔft ˈdaɪət]	軟食
	low fiber diet [lo ˈfaɪbɚ ˈdaɪət]	低纖維飲食
	high fiber diet [haɪ ˈfaɪbɚ ˈdaɪət]	高纖維飲食
	bland diet [blænd ˈdaɪət]	溫和飲食（無刺激飲食）
	residue free diet [ˈrɛzəˌdju fri ˈdaɪət]	無殘渣飲食
	low residue diet [lo ˈrɛzəˌdju ˈdaɪət]	低殘渣飲食
	high residue diet [haɪ ˈrɛzəˌdju ˈdaɪət]	高殘渣飲食
	salt-free diet [sɔlt fri ˈdaɪət]	無鹽飲食
	sodium-restricted diet [ˈsodɪəm rɪˈstrɪktɪd ˈdaɪət]	限鹽飲食
	low sodium diet [lo ˈsodɪəm ˈdaɪət]	低鈉飲食
	low salt diet [lo sɔlt daɪət]	低鹽飲食

縮寫	全文	中文
	low caloric diet [lo kəˈlɔrɪk ˈdaɪət]	低熱量飲食
	high caloric diet [haɪ kəˈlɔrɪk ˈdaɪət]	高熱量飲食
	low carbohydrate diet [lo ˌkɑrbəˈhaɪdret ˈdaɪət]	低碳水化合物飲食
	high carbohydrate diet [haɪ ˌkɑrbəˈhaɪdret ˈdaɪət]	高碳水化合物飲食
	low protein diet [lo ˈprotin ˈdaɪət]	低蛋白飲食
	high protein diet [haɪ ˈprotin ˈdaɪət]	高蛋白飲食
	low fat diet [lo fæt ˈdaɪət]	低脂肪飲食
	low cholesterol diet [lo koˈlɛstərəl ˈdaɪət]	低膽固醇飲食
	low purine diet [lo ˈpjurin ˈdaɪət]	低普林飲食
	N-G tube feeding [ɛn ʤi tjub ˈfidɪŋ]	鼻胃管餵食

第十二節 常見病房物品

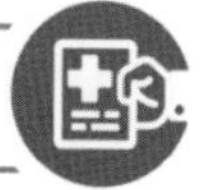

縮寫	全文	中文
	acetone [ˈæsəton]	丙酮
	adhesive tape [ədˈhisɪv tep]	膠布
	air tank [ɛr tæŋk]	氧氣筒
	ambu bag [ˈæmbjə ˌbæg]	氧氣壓囊
	ammonia [əˈmonɪə]	氨水
	artificial tooth [ˌartəˈfɪʃəl tuθ]	假牙
	arm board [arm bɔrd]	固定板
	artificial heart-lung machine [ˌartəˈfɪʃəl hart lʌŋ məˈʃin]	人工心肺機
	artificial arm [ˌartəˈfɪʃəl arm]	人工義手
	artificial leg [ˌartəˈfɪʃəl lɛg]	人工義腿
	bandage [ˈbændɪdʒ]	繃帶
	bath [bæθ]	沐浴
	bedpan [ˈbɛdpæn]	便盆
	blood pressure cuff [blʌd ˈprɛʃɚ kʌf]	血壓計
	breast pump [brɛst pʌmp]	吸乳器

縮寫	全文	中文
	cadaver [kə'dævɚ]	屍體
	catheter ['kæθɪtɚ]	導管
	clip [klɪp]	夾子
	collar [kalɚ]	頸圈
	cotton ['katən]	棉花
	crown [kraʊn]	牙套
	crutch [krʌtʃ]	拐杖
	diaper ['daɪəpɚ]	尿布
	dressing carriage ['drɛsɪŋ 'kærɪdʒ]	敷料車
	elastic bandage [ɪ'læstɪk 'bændɪdʒ]	彈性繃帶
	emesis basin ['ɛməsɪs 'besən]	彎盆
	enema syringe ['ɛnəmə 'sɪrɪndʒ]	灌腸唧筒
	first aid case [fɜst ed kes]	急救箱
	first aid kit [fɜst ed kɪt]	急救包
	flashlight ['flæʃ,laɪt]	手電筒
	foley ['folɪ]	導尿管

縮寫	全文	中文
	glass bottle [glæs ˈbatl̩]	玻璃瓶
	hand brush [hænd brʌʃ]	洗手刷
	hearing aids [ˈhɪrɪŋ edz]	助聽器
	hole sheet [hol ʃit]	洞巾
	hot water bag [hat ˈwɔtɚ bæg]	熱水袋
	ice pillow [aɪs ˈpɪlo]	冰枕
	injector [ɪnˈdʒɛktɚ]	注射器
	IV bag [ai vi bæg]	靜脈輸液袋
	IV bottle [ai vi ˈbatl̩]	靜脈輸液瓶
	IV pole [ai vi pol]	點滴架
	IV tubing [ai vi ˈtjubɪŋ]	靜脈輸液管
	menthol [ˈmɛnθɔl]	薄荷油
	microdrip [ˈmaɪkrodrɪp]	靜脈微滴輸液套管
	monitor [ˈmanɪtɚ]	監視器
	mouth gag [maʊθ gæg]	張口器
	olive oil [ˈalɪv ˈɔɪl]	橄欖油

縮寫	全文	中文
	oxygen tent [ˈaksədʒən tɛt]	氧氣帳
	pad [pæd]	墊子，護墊
	percussion hammer [pəˈkʌʃən ˈhæmə]	叩診鎚
	plaster [ˈplæstə]	石膏
	pump [pʌmp]	唧筒
	razor [ˈrezə]	剃刀
	respirator [ˈrɛspeˌretə]	呼吸器
	rubber gloves [ˈrʌbə glʌvz]	橡皮手套
	safety pin [ˈseftɪ pɪn]	安全別針
	sand bag [sænd bæg]	沙袋
	sheet [ʃit]	床單
	splint [splɪnt]	夾板
	sponge [spʌndʒ]	消毒紗布
	standby [ˈstændbaɪ]	待命
	stethoscope [ˈstɛθəskop]	聽診器
	stretcher [ˈstrɛtʃə]	推床

縮寫	全文	中文
	suction rubber tubing [ˈsʌkʃən ˈrʌbɚ ˈtjubɪŋ]	吸管
	sun lamp [sʌn læmp]	太陽燈
	syringe [ˈsɪrɪndʒ]	針筒
	thermometer [θɚˈmamətɚ]	體溫計
	tongue blade [tʌŋ bled]	壓舌板
	tourniquet [ˈturnəˌkɛt]	止血帶
	vaseline [ˈvæsəˌlin]	凡士林
	ventilator [ˈvɛntɪˌletɚ]	呼吸器
	viewing box [ˈvjuɪŋ baks]	看片機
	walking aids [ˈwɔkɪŋ edz]	輔助行走器
	ward carriage [wɔrd ˈkærɪdʒ]	病房推車
	wheel chair [ˈhwil ˌtʃɛr]	輪椅

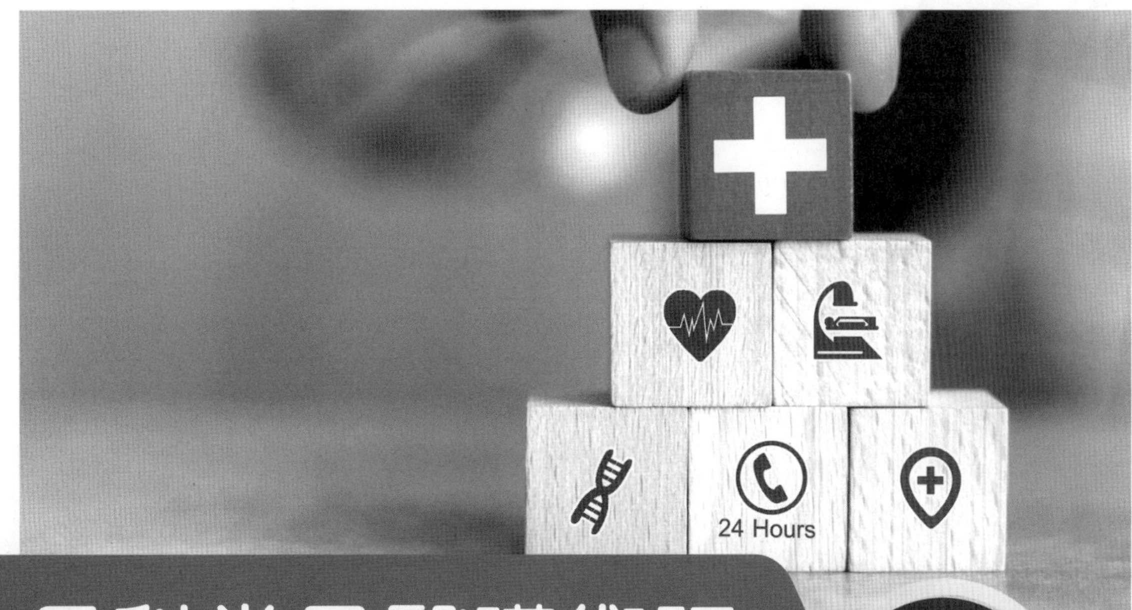

各科常見醫護術語之字根及例字

02

CHAPTER

醫學字彙乍看之下雖然十分複雜，但如果能將一個字彙分解成有意義的字首或字尾，就會發現其實不如想像中的困難；本章是以英文字母索引的編排法，介紹醫學字彙常用之字根、字首及字尾，使初學者在學習醫學字彙時簡單又有趣，例如：「胃」的字根是「gastro-」，「小腸」的字根是「entero-」，而字尾如：「-etcomy」是「切除術」，「-otomy」是「切開術」，認識這四個字根，就可以「組合」成四個醫學字彙，在加上字尾「-orrhagia」是「出血」，就可以「組合」成七個醫學字彙，以此類推，就能舉一反三；即使在臨床上看到沒看過的醫學字彙，也可將該字彙「分解」成兩個或兩個以上的字根，了解其字義。

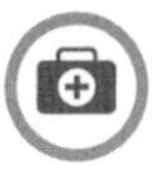
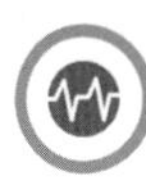

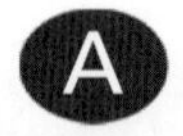

字根	字義	例字	中文
a-, an-	*without* 無	abacterial [ˌebækˈtɪrɪəl]	無菌的
		anuria [əˈnjurɪə]	無尿
		aphasia [əˈfeʒə]	失語症
abdomin-	*abdomen* 腹部	abdominocentesis [æbˌdɔmənəsɛnˈtisɪs]	腹部穿刺術
		abdominoscopy [æbˌdaməˈnaskəpɪ]	腹腔鏡檢查
acro-	*extremity* 肢端	acromegaly [ˌækrəˈmɛgəlɪ]	肢端肥大症
		acrocyanosis [ˌækroˌsaɪəˈnosɪs]	肢端發紺
adeno-	*gland* 腺	adenitis [ˌædəˈnaɪtɪs]	腺炎
		adenectomy [ˌædəˈnɛktəmɪ]	腺切除術
aero-	*air* 空氣	aerophobia [ærəˈfobɪə]	氣流恐慌症
		aerotherapy [ˌɛrəˈθɛrəpɪ]	空氣療法
-algia	*pain* 痛	cardialgia [ˌkardɪˈældʒɪə]	心臟痛
		gastralgia [gæsˈtrældʒɪə]	胃痛
amnio-	*amnion* 羊膜	amniocentesis [ˌæmnɪəˌsɛnˈtisɪs]	羊膜穿刺術
andro-	*male* 雄性	androcyte [ˈændrəsaɪt]	精細胞
		androgen [ˈændrədʒən]	雄性素

字根	字義	例字	中文
angio-	*vessel* 血管	angiofibroma [ˌændʒɪəfaɪˈbromə]	血管纖維瘤
		angioma [ˌændʒɪˈomə]	血管瘤
ankylo-	*ankyla* 粘連	ankylosis [ˌæŋkɪˈlosɪs]	關節粘連
		ankylodactylia [ˌæŋkɪlədækˈtɪlɪə]	趾粘連
ano-	*anus* 肛門	anoplasty [ˈenəˌplæstɪ]	肛門成形術
		anoscope [ˈenəˌskop]	肛門鏡
ante-, antero-	*before* 在…之前	antepartum [ˌæntɪˈpartəm]	分娩前
		anterolateral [ˌæntərəˈlætərəl]	前外側的
		anteroposterior [ˌæntərəpasˈtirɪɚ]	前後的
anti-	*against* 對抗	antibiotic [ˌæntɪˌbaɪˈatɪk]	抗生素
		antibody [ˈæntɪˌbadɪ]	抗體
		antiseptic [ˌæntɪˈsɛptɪk]	防腐的，防腐劑
arterio-	*artery* 動脈	arteriosclerosis [arˌtɪrɪəˌskləˈrosɪs]	動脈硬化
		arteriospasm [arˈtɪrɪəˌspæzm]	動脈痙攣
arthro-	*joint* 關節	arthropathy [arˈθrapəθɪ]	關節病
		arthritis [arˈθraɪtɪs]	關節炎

字根	字義	例字	中文
auto-	*self* 自己，自動	autonomic [ˌɔtəˈnamɪk]	自主的
audio-	*hear* 聽	audiometer [ˌɔdɪˈamətɚ]	聽力計

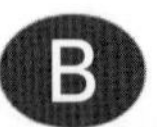

字根	字義	例字	中文
bi-	*two* 二	biceps [ˈbaɪsɛps]	二頭肌
		bicuspid [baɪˈkʌspɪd]	二尖瓣
bio-	*life* 生命	biology [baɪˈalədʒɪ]	生物學
-blasto	*embryonic form* 胚胎期的型態	neuroblast [ˈnjurəblæst]	神經母細胞
		myoblast [ˈmaɪəˌblæst]	肌胚細胞
brady-	*slow* 慢	bradycardia [ˌbrædɪˈkardɪə]	心跳緩慢
		bradyphagia [ˌbrædɪˈfedʒɪə]	吞嚥徐緩
		bradyuria [ˌbrædɪˈjurɪə]	排尿徐緩
broncho-	*bronchus* 支氣管	bronchitis [braŋˈkaɪtɪs]	支氣管炎
		bronchoscope [ˈbraŋkəˌskop]	支氣管鏡

C

字根	字義	例字	中文
carcino-	*cancer* 癌	carcinoma [ˌkarsɪˈnomə]	癌
-cardio-, -cardia	*heart* 心臟	cardiology [ˌkardɪˌalədʒɪ]	心臟學
		megalocardia [ˌmɛgəloˈkardɪə]	心臟肥大
-cele	*herniation* 脫出	encephalocele [ɛnˌsɛfələˈsil]	腦膨出
		ophthalmocele [afˈθælməsil]	眼球突出，凸眼
-centesis	*puncture* 穿刺	abdominocentesis [æbˌdəmɪnosənˈtisɪs]	腹部穿刺術
		cardiocentesis [ˌkardɪəsɛnˈtisɪs]	心臟穿刺術
cephalo-	*head, brain* 頭，腦	cephalgia [ˌsəfəˈældʒɪə]	頭痛
cerebro-	*cerebrum* 腦	cerebrospinal [ˌsɛrɪbrəˈspaɪnəl]	腦脊髓的
		cerebrovascular [ˌsɛrəbrəˈvæsk jələ˞]	腦血管的
cervic-	*neck* 頸	cervical [ˈsɜvɪkəl]	頸的
	neck of uterus 子宮頸	cervicitis [ˌsə˞vɪˈsaɪtɪs]	子宮頸炎
chiro-	*hands* 手	chiromegaly [kaɪrəˈmɛgəlɪ]	巨手
		chirospasm [ˈkaɪrəspæzm]	手痙攣
chole-	*gall* 膽囊	cholecystalgia [ˌkolɪsɪsˈtældʒɪə]	膽囊痛
		cholecystitis [ˌkoləsɪsˈtaɪtɪs]	膽囊炎

字根	字義	例字	中文
		cholelith [ˈkolɪlɪθ]	膽石
-cocco	*coccus* 球菌屬	*staphylococcus* [ˌstæfəloˈkakəs]	葡萄球菌屬
		streptococcus [ˌstrɛptəˈkakəs]	鏈球菌屬
colo-	*colon* 結腸	colocentesis [ˌkoləsɛnˈtisɪs]	結腸穿刺術
		colostomy [kəˈlastəmɪ]	結腸造口術
colpo-	*vagina* 陰道	colpodynia [ˌkalpəˈdɪnɪə]	陰道痛
		colpectomy [kalˈpɛktəmɪ]	陰道切除術
condyl-	*condyle* 髁	condylectomy [ˌkandɪˈlɛktəmɪ]	骨髁截除術
		epicondyle [ˌɛpəˈkandaɪl]	上髁
contra-	*against* 反對	contraindication [ˌkantrəˈɪndəˌkeʃən]	禁忌症
		contraceptive [ˌkæntrəˈsɛptɪv]	避孕
core-, coreo	*pupil* 瞳孔	corcctasis [kɔrˈrɛktəsɪs]	瞳孔擴大
corneo-	*cornea* 角膜	corneitis [ˌkɔrnɪˈaɪtɪs]	角膜炎
cox-	*coxa* 髖關節	coxitis [kakˈsaɪtɪs]	髖關節炎
		coxotomy [kakˈsatəmɪ]	髖關節切開術
cranio-	*cranium, skull* 頭顱	craniectomy [ˌkrenɪˈɛktəmɪ]	顱骨切除術
		craniotomy [ˌkrenɪˈatəmɪ]	頭顱切開術

字根	字義	例字	中文
cry-	*cold* 冷	crymotherapy [ˌkraɪməˈθɛrəpɪ]	寒冷療法
		cryosurgery [ˌkraɪəˈsɝdʒərɪ]	冷凍手術
crypto-	*hidden* 隱藏	cryptitis [krɪpˈtaɪtɪs]	隱窩炎
		cryptorchidism [krɪpˈtɔrkɪdɪzm]	隱睪症
-cyano-	*blue* 藍，青色	cyanosis [ˌsaɪəˈnosɪs]	發紺
		acrocyanosis [ˌækrəˌsaɪəˈnosɪs]	肢端發紺
cysto-	*bladder* 膀胱	cystocele [ˈsɪstəˌsil]	膀胱膨出
		cystectomy [sɪsˈtɛktəmɪ]	膀胱切除術
		cystotomy [sɪsˈtatəmɪ]	膀胱切開術
-cyto-, -cyte	*cell* 細胞	cytology [saɪˌtalədʒɪ]	細胞學
		leukocyte [ˈlukosaɪt]	白血球

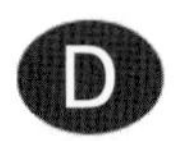

字根	字義	例字	中文
dacryo-	*tear* 眼淚	dacryoma [ˌdækrɪˈomə]	淚管瘤
dactylo-	*fingers, toes* 指，趾	macrodactylia [ˌmækrodækˈtɪlɪə]	巨指
		dactylomegaly [ˌdæktɪləˈmɛgəlɪ]	巨趾

字根	字義	例字	中文
de-	*loss* 失去	degeneration [dɪˌdʒɛnəˈreʃən]	變性，變質
		dehydration [ˌdɪhaɪˈdreʃən]	脫水
dent-	*tooth* 牙齒	dental [ˈdɛntəl]	齒的
		dentalgia [dɛnˈtældʒɪə]	牙痛
dermo-, dermato-	*skin* 皮膚	cyanoderma [ˌsaɪənəˈdɜmə]	皮膚發紺
		leukoderma [ˌlukəˈdɜmə]	白斑病
		dermatologist [ˌdɜˌməˈtalədʒɪst]	皮膚科醫生
		dermatitis [ˌdɜməˈtaɪtɪs]	皮膚炎
di-	*double* 雙	diplegia [daɪˈplidʒɪə]	兩側麻痺
		diplopia [dɪˈplopɪə]	複視
-dialysis	*dialysis* 透析	hemodialysis [ˌhimədaɪˈæləsɪs]	血液透析法
duodeno-	*duodenum* 十二指腸	duodenitis [ˌdjuədɪˌnaɪtɪs]	十二指腸炎
		duodenostomy [ˌdjuədɪˈnastəmɪ]	十二指腸造口術
		duodenotomy [ˌdjuədɪˈnatəmɪ]	十二指腸切開術
-dynia	*pain* 痛	cephalodynia [ˌsɛfələˈdɪnɪə]	頭痛
		hysterodynia [ˌhɪstərəˈdɪnɪə]	子宮痛

字根	字義	例字	中文
		urodynia [jurə'dɪnɪə]	排尿痛
dys-	*bad, painful, difficult* 不良，困難	dysmenorrhea [ˌdɪsmɛno'rɪə]	月經困難，痛經
		dyspepsia [dɪs'pɛpsɪə]	消化不良
		dysphagia [dɪs'fedʒɪə]	吞嚥困難
		dystrophy ['dɪstrəfɪ]	營養不良

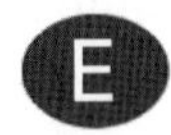

字根	字義	例字	中文
-ectasia, -ectasis	*dilation, stretch* 擴張	gastrectasia [ˌgæstrɛk'teʒɪə]	胃膨大
		bronchiectasis [ˌbrankɪ'ɛktəsɪs]	支氣管擴張
-ectomy	*excision* 切除	gastrectomy [gæsˌtrɛktəmɪ]	胃切除術
		mastectomy [mæs'tɛktəmɪ]	乳房切除術
-ectop-	*misplaced* 誤放	ectopic [ɛk'tapɪk]	異位的
-edema	*swelling* 水腫	colpedema [kalpɪ'dimə]	陰道水腫
		edema [i'dimə]	水腫
		pseudoedema [ˌsjudoɪ'dimə]	假水腫

字根	字義	例字	中文
electro-	*electricity* 電	electrocardiogram [ɪˌlɛktrəˈkardɪəˌgræm]	心電圖
		electromyogram [ɪˌlɛktrəˈmaɪəˌgræm]	肌電圖
-emesis	*vomiting* 嘔吐	hyperemesis [haɪpəˈɛmɪsɪs]	劇吐
-emia	*blood* 血	anemia [əˈnimɪə]	貧血
encephal-	*brain* 腦	encephalitis [ˌɛnsɛfəˈlaɪtɪs]	腦炎
		encephaloma [ˌɛnsɛfəˌlomə]	腦瘤
endo-	*inner* 內	endoscope [ˈɛndəˌskop]	內視鏡
entero-	*small intestine* 小腸	enteritis [ˈɛntəˈraɪtɪs]	腸炎
		enterocele [ˌɛntərəˌsil]	腸膨出
		enterorrhagia [ˌəntərəˈredʒɪə]	腸出血
		enteroplegia [ˌɛntərəˈplidʒɪə]	腸麻痺
epi-	*over,upon* 上	epigastric [ˌɛpəˈgæstrɪk]	上腹的
		epicystitis [ˌɛpəsɪsˈtaɪtɪs]	膀胱上組織炎
erythro-	*red* 紅	erythremia [ˌɛrəˈθrimɪə]	紅血球增多症
		erythrocyte [ɪˈrɪθroˌsaɪt]	紅血球
		erythrocytopenia [ˌɪrɪθrəˌsaɪtəˈpinɪə]	紅血球過少症
esophago-	*esophagus* 食道	esophagoduodenostomy [ɪˌsafəgəˌdjuədɪˈnastəmɪ]	食道十二指腸吻合術

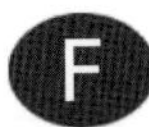

字根	字義	例字	中文
femoro-	*femur* 股	femoral [ˈfɛmərəl]	股的
-fibro-	*fiber* 纖維	fibroma [faɪˈbromə]	纖維瘤
		fibrillation [ˌfaɪbrəˈleʃən]	纖維顫動
		myofibroma [ˌmaɪəfaɪˈbromə]	肌纖維瘤

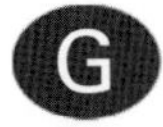

字根	字義	例字	中文
-gastro-	*stomach* 胃	gastrectomy [gæsˈtrɛktəmɪ]	胃切除術
		gastritis [gæsˈtraɪtɪs]	胃炎
		gastroenteritis [ˌgæstrəˈɛntəˈraɪtɪs]	胃腸炎
		megalogastria [ˌmɛgəloˈgæstrɪə]	巨胃
glosso-	*tongue* 舌	glossitis [glɑˈsaɪtɪs]	舌炎
		glossectomy [glɑˈsɛktəmɪ]	舌切除術
glyco-	*sugar* 糖	glycogen [ˈglaɪkədʒən]	肝醣
		glycosuria [ˌglaɪkoˈsjurɪə]	糖尿
		hyperglycemia [ˌhaɪpəglaɪˈsɛmɪə]	高血糖症

字根	字義	例字	中文
-gram	*record* 記錄圖	electrocardiogram [ɪ͵lɛktrəˈkardɪə͵græm]	心電圖
-graphy	*instrument* 儀器	angiography [͵ændʒɪˈagræfɪ]	血管攝影術
		electrocardiography [ɪ͵lɛktrəˈkardɪə͵græfɪ]	心電圖

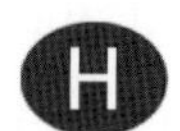

字根	字義	例字	中文
hema-, hemato-, hemo-	*blood* 血	hematemesis [͵himəˈtɛmɪsɪs]	吐血
		hematuria [͵himəˈtjurɪə]	血尿
		hematology [͵himəˈtalədʒɪ]	血液學
		hematolysis [͵himəˈtaləsɪs]	溶血
		hemorrhage [ˈhɛmərɪdʒ]	出血
		hemostasis [͵himəˈstæsɪs]	止血
hemi-	*half* 一半	hemiparesis [͵hɛmɪˈpærəsɪs]	半身輕癱
		hemiplegia [͵hɛmɪˈplidʒɪə]	半身不遂
hepato-	*liver* 肝	hepatic [hɪˈpætɪk]	肝的
		hepatitis [͵hɛpəˈtaɪtɪs]	肝炎
		hepatoma [͵hɛpəˈtomə]	肝癌

字根	字義	例字	中文
		hepatomegaly [ˌhɛpətəˈmɛgəlɪ]	肝腫大
hetero-	*different* 不同的	heterosexual [ˌhɛtərəˈsɛksuəl]	異性的
hidro-	*sweat* 汗	hidroadenitis [ˌhaɪdrəˌædəˈnaɪtɪs]	汗腺炎
		hidrosis [haɪˈdrosɪs]	多汗症
homo-	*same* 相同	homosexual [ˌhoməˈsɛkʃuəl]	同性的
		homothermal [ˌhoməˈθɝməl]	同溫的
hydro-	*water* 水	hydrocephalus [ˌhaɪdrəˈsɛfələs]	水腦
		hydronephrosis [ˌhaɪdrənəˈfrosɪs]	水腎
hyper-	*more than normal* 過多	hyperglycemia [ˌhaɪpɚglaɪˈsɪmɪə]	血糖過高
		hypertension [ˌhaɪpɚˈtɛnʃən]	高血壓
		hypertrophy [haɪˈpɚtrəʃɪ]	肥大
		hyperventilation [ˌhaɪpɚˌvɛntɪˈleʃən]	換氣過度
hypo-	*less than normal* 過少	hypoglycemia [haɪpəglaɪˈsimɪə]	血糖過低
		hypotension [ˌhaɪpoˈtɛnʃən]	低血壓
		hypotrophy [haɪˈpotrəfɪ]	營養不足
		hypoventilation [ˌhaɪpoˌvɛntɪˌleʃən]	換氣不足

字根	字義	例字	中文
hystero-	*uterus* 子宮	hysterectomy [ˌhɪstəˈrɛktəmɪ]	子宮切除術
		hysteropexy [ˈhɪstərəˌpɛksɪ]	子宮固定術

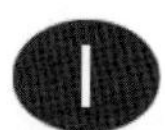

字根	字義	例字	中文
ile-	*ileum* 迴腸	ileitis [ˌɪlɪˈaɪtɪs]	迴腸炎
inguin-	*inguinal* 腹股溝	inguinodynia [ˌɪŋgwɪnəˈdɪnɪə]	腹股溝痛
inter-	*between* 介於…之間	intercostal [ˌɪntəˈkastəl]	肋骨間的
intra-	*within* 在…以內	intraabdominal [ˌɪntrəæbˈdɔmənəl]	腹內的
		intracardiac [ˌɪntrəˈkardɪæk]	心臟內的
iso-	*equal* 相等的	isometric [ˌaɪsəˈmɛtrɪk]	等長的
		isotonic [ˌaɪsəˈtanɪk]	等張的
-itis	*inflammation* 炎症	appendicitis [əˌpɛndɪˈsaɪtɪs]	闌尾炎
		cystitis [sɪsˌtaɪtɪs]	膀胱炎
		dermatitis [ˌdɜməˈtaɪtɪs]	皮膚炎
		gastritis [gæsˌtraɪtɪs]	胃炎

K

字根	字義	例字	中文
-kinesi-	*movement* 移動	bradykinesia [ˌbrædɪkɪˈnisɪə]	運動徐緩
		kinesialgia [kəˌnisɪˈældʒɪə]	動時痛

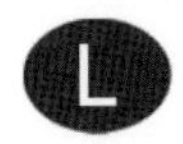

字根	字義	例字	中文
laparo-	*abdominal wall* 腹壁	laparotomy [ˌlæpəˈrɛktəmɪ]	腹部切開術
		laparogastrotomy [ˌlæpərəˌgæsˈtratəmɪ]	腹式胃切開術
laryngo-	*larynx* 喉	laryngitis [ˌlærɪnˈdʒaɪtɪs]	喉炎
		laryngalgia [ˌlærɪˈngældʒɪə]	喉痛
leuk-, leuko-	*white* 白	leukocyte [ˈlukəsaɪt]	白血球
		leukocytopenia [ˌlukəˌsaɪtəˈpinɪə]	白血球減少
		leukemia [luˈkimɪə]	白血病
lipo-	*fat* 脂肪	lipoma [lɪˈpomə]	脂肪瘤
		lipolysis [lɪˈpalɪsɪs]	脂肪分解
litho-	*stone, calculus* 石，結石	lithotomy [lɪˈθatəmɪ]	截石術
		lithotripsy [ˈlɪθəˌtrɪpsɪ]	碎石術

字根	字義	例字	中文
-logy	*study* 研究	cardiology [ˌkardɪˈalədʒɪ]	心臟學
		biology [baɪˈalədʒɪ]	生物學
		neurology [njʊˈralədʒɪ]	神經學
-lumb-	*loin* (*lumbar*) 腰	thoracolumbar [ˌθorəkəˈlʌmbɚ]	胸腰的
		supralumbar [ˌsuprəˈlʌmbɚ]	腰上的
lympho-	*lymph* 淋巴	lymphadenitis [lɪmˌfædəˈnaɪtɪs]	淋巴腺炎
		lymphocyte [ˈlɪmfəˌsaɪt]	淋巴細胞
		lymphomyeloma [ˌlɪmfoˌmaɪəˈlomə]	淋巴骨髓瘤

字根	字義	例字	中文
macro-	*large* 大的	macrocyte [ˈmækroˌsaɪt]	巨紅血球
		macrocephalous [ˌmækrəˈsɛfələs]	巨頭
mal-	*bad* 不良	malaise [meˈlez]	不適
		maldigestion [ˌmældaɪˈdʒɛstʃən]	消化不良
		malformation [ˌmælfɔrˈmeʃən]	畸形
		malposition [ˌmælpəˈzɪʃən]	異位，錯位

字根	字義	例字	中文
-malaco-	*softening* 軟化的	malacia [mə′leʃɪə]	軟化
		encephalomalacia [ɛnˌsɛfələmə′leʃɪə]	腦軟化症
-mania	*madness* 瘋狂	megalomania [ˌmɛgəlo′menɪə]	誇大妄想
mast-	*breast gland* 乳腺	mastadenitis [ˌmæstædɪ′naɪtɪs]	乳腺炎
		mastadenoma [ˌmæstædɪ′nomə]	乳腺瘤
		mastalgia [mæs′tæɪdʒɪə]	乳腺痛
masto-	*breast* 乳房	mastodynia [ˌmæsto′dɪnɪə]	乳房痛
		mastopathy [mæs′tapəθɪ]	乳房病變
mega-megalo	*enlargement* 擴大	acromegaly [ˌækrə′mɛgəlɪ]	肢端肥大
		hepatomegaly [ˌhɛpətə′mɛgəlɪ]	肝腫大
		megacardia [ˌmɛgə′kardɪə]	巨心
		megalogastria [ˌmɛgəlo′gæstrɪə]	巨胃
melano-	*black* 黑色	melanoma [ˌmɛlə′nomə]	黑色瘤
		melanocyte [′mɛlənosaɪt]	黑細胞
-meno-	*menstruation* 月經	menopause [′mɛnəˌpɔz]	停經（更年期）
		menorrhagia [ˌmɛnə′redʒɪə]	經血過多

字根	字義	例字	中文
		amenorrhea [ə͵mɛnə΄riə]	無月經
mening-	*meninges* 腦脊髓膜	meninges [mɛ΄nɪndʒɪz]	腦脊髓膜
		meningitis [͵mɛnɪn΄dʒaɪtɪs]	腦膜炎
-meter	*measure* 測量	thermometer [θɜ΄mamətɚ]	溫度計
metri-, metro-	*uterus* 子宮	metritis [mə΄traɪtɪs]	子宮炎
		metrocarcinoma [͵mitro͵karsɪ΄nomə]	子宮癌
		metrorrhagia [͵mitro΄redʒɪə]	子宮出血，血崩
micro-	*small* 小	microcephalus [͵maɪkro΄sɛfələs]	小頭畸形
		microcyte [΄maɪkrɚ΄saɪt]	小紅血球
mono-	*single* 單一	monocyte [΄manəsaɪt]	單核細胞
muco-	*mucus* 黏膜	mucosa [mju΄kosə]	黏膜
		mucus [mju΄kəs]	黏液
multi-	*many* 多	multicellular [͵mʌltɪ΄sɛljulɚ]	多細胞的
		multipara [mʌltɪ΄pərə]	經產婦
myo-	*muscle* 肌肉	myocarditis [͵maɪə͵kar΄daɪtɪs]	心肌炎
myco-	*fungus* 黴菌	mycology [maɪ΄kalədʒɪ]	黴菌學

字根	字義	例字	中文
myelo-	*bone marrow, spinal cord* 骨髓，脊髓	myelocele [ˈmaɪəloˌsil]	脊髓膨出
		myeloblast [ˈmaɪəloˌblæst]	骨髓母細胞

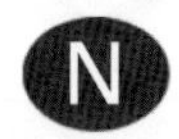

字根	字義	例字	中文
narco-	*narcosis* 麻醉	narcotics [narˈkatɪks]	麻醉藥
naso-	*nose* 鼻	nasitis [nəˈzaɪtɪs]	鼻炎
neo-	*new* 新	neonatal [ˌnɪəˈnetəl]	新生兒的
necro-	*dead* 死	necrosis [nəˈkrosɪs]	壞死
		necrectomy [nəˈkrɛktəmɪ]	壞死物切除術
nephr-	*kidney* 腎	nephralgia [nəˈfrældʒɪə]	腎痛
		nephrectomy [nəˈfrɛktəmɪ]	腎切除術
		nephritis [nəˌfraɪtɪs]	腎炎
		nephrolith [ˈnɛfrəlɪθ]	腎石
neuro-	*nerve* 神經	neurology [njʊˈralədʒɪ]	神經學
		neurospasm [ˈnjurəˌspæzm]	神經性痙攣
		neurosclerosis [ˌnjurəˌsklɪˈrosɪs]	神經硬化

字根	字義	例字	中文
noct-	*night* 夜晚	nocturia [nak͵tjurɪə]	夜尿症
nulli-	*none* 無	nullipara [nəˈlɪpərə]	未產婦

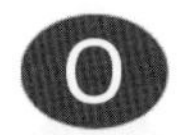

字根	字義	例字	中文
-oma	*tumor* 腫瘤	adenoma [͵ædəˈnomə]	腺瘤
		hepatoma [͵hɛpəˈtomə]	肝癌，肝腫瘤
		lipoma [lɪˈpomə]	脂肪瘤
omphalo-	*navel, umbilicus* 臍	omphalitis [͵amfəˈlaɪtɪs]	臍炎
		omphalocele [ˈamfolə͵sil]	臍膨出
		omphalorrhagia [͵amfələˈrædʒɪə]	臍出血
oophoro-	*ovary* 卵巢	oophoroma [o͵afəˈromə]	卵巢瘤
		oophoralgia [͵oəfəˈrældʒɪə]	卵巢痛
ophthalmo-	*eye* 眼	ophthalmodynia [af͵θælməˈdɪnɪə]	眼痛
		ophthalmologist [͵afθælˈmalədʒɪst]	眼科醫生
		ophthalmorrhexis [afˈθælməˈrɛksɪs]	眼球破裂
-opia	*vision* 視力	myopia [maɪˈopɪə]	近視
		hyperopia [haɪpəˈopɪə]	遠視

字根	字義	例字	中文
orchid-	*testes* 睪丸	orchidectomy [ˌɔrkɪˈdɛktəmɪ]	睪丸截除術
		orchidalgia [ˌɔrkɪˈdældʒɪə]	睪丸痛
-osis	*condition, disease* 情況，疾病	cyanosis [ˌsaɪəˈnosɪs]	發紺
		dermatosis [ˌdɝməˈtosɪs]	皮膚病
		tuberculosis [tjuˌbɝkjəˈlosɪs]	結核病
oste-	*bone* 骨	osteitis [ˌastɪˌaɪtɪs]	骨炎
		osteoma [ˌastɪˈomə]	骨瘤
-ostomy	*new opening* 開口	duodenostomy [ˌdjuədɪˈnastəmɪ]	十二指腸造口術
		gastrostomy [gæsˈtrastəmɪ]	胃造口術
oto-	*ear* 耳	otorrhea [ˌotəˈrɪə]	耳漏
		otitis [əˈtaɪtɪs]	耳炎
-otome	*instrument for incision* 切開的工具	dermatome [ˈdɝmətom]	切皮器
		rectotome [ˈrɛktətom]	直腸刀（手術用）
-otomy	*incision* 切開	duodenotomy [ˌdjudəˈnatəmɪ]	十二指腸切開術
		cystotomy [sɪsˈtatəmɪ]	膀胱切開術

P

字根	字義	例字	中文
pancreat-	*pancreas* 胰	pancreatalgia [ˌpænkrɪəˈtældʒɪə]	胰臟痛
		pancreatitis [ˌpænkrɪəˈtaɪtɪs]	胰臟炎
-pathy	*disease* 病變	arthropathy [ɑrˈθrɑpəθɪ]	關節病變
		nephropathy [nəˈfrɑpəθɪ]	腎病變
-penia	*lack of* 缺乏，減少	leukocytopenia [ˌlukəˌsaɪtəˈpinɪə]	白血球減少
		erythrocytopenia [əˌrɪθrəˌsaɪtəˈpinɪə]	紅血球減少
-pepsia	*digestion* 消化	dyspepsia [dɪsˈpɛpsɪə]	消化不良
		bradypepsia [ˌbrædɪˈpɛpsɪə]	消化遲緩
peri-	*around* 周圍	pericarditis [ˌpɛrɪkɑrˈdaɪtɪs]	心包炎
		pericystitis [ˌpɛrɪsɪsˈtaɪtɪs]	膀胱周圍炎
		perienteritis [ˌpɛrɪˌɛntəˈraɪtɪs]	腸周圍炎，腸繫膜炎
-pexy	*fix* 固定	oophoropexy [oˈɑfərəˌpɛksɪ]	卵巢固定術
		hysteropexy [ˈhɪstərəˌpɛksɪ]	子宮固定術
-phagia	*eat* 吃	bradyphagia [ˌbrædɪˈfedʒɪə]	吞嚥徐緩
		dysphagia [dɪsˈfedʒɪə]	吞嚥困難

字根	字義	例字	中文
pharyng-	*pharynx* 咽	pharyngitis [ˌfærɪnˈdʒaɪtɪs]	咽炎
		pharyngotomy [ˌfærɪŋˈgatomɪ]	咽切開術
-phasia	*speech* 說話	allophasis [ˌæləˈfeʒɪə]	語無倫次
		tachyphasia [ˌtækɪˈfeʒɪə]	言語快速
		dysphasia [dɪsfeʒɪə]	說話困難
phleb-	*vein* 靜脈	phlebitis [fləˈbaɪtɪs]	靜脈炎
		phlebothrombosis [ˌflɛbəθramˈbosɪs]	靜脈栓塞
-phon-	*voice* 聲音	aphonia [eˌfonɪə]	失聲
		phonometer [foˈnamətɚ]	聲音強度計
-plasia	*development* 發展	aplasia [əˈpleʒɪə]	發育不全
		dysplasia [dɪsˈpleʒɪə]	發育不良
		hyperplasia [ˌhaɪpɚˈpleʒɪə]	增生
-plasty	*repair* 修復	arthroplasty [ˈarθrəˌplæstɪ]	關節成形術
		mastoplasty [ˈmæstoˌplæstɪ]	乳房成形術
-plegia	*paralysis* 麻痺	paraplegia [ˌpærəˈplidʒɪə]	下身麻痺
		quadriplegia [ˈkwadrɪˈplidʒɪə]	四肢麻痺

字根	字義	例字	中文
pleur-	*pleural* 胸膜	pleuritis [pluˊraɪtɪs]	肋膜炎
		pleurocentesis [ˏpluroˏsɛnˊtisɪs]	胸膜穿刺術
-pnea	*breath* 呼吸	apnea [æpˊniə]	窒息
		tachypnea [ˏtækɪpˊniə]	呼吸急促
pneumo-	*air* 空氣	pneumothorax [ˏnjuməˊθoræks]	氣胸
		pneumohemothorax [ˏnjuməˏhiməˊθoræks]	氣血胸
pneumon-	*lung* 肺	pneumonectomy [ˏnjuməˊnɛktəmɪ]	肺切除術
		pneumonia [njuˊmonɪə]	肺炎
podo-	*foot* 足	podalgia [poˊdældʒɪə]	足痛
		podogram [ˊpadəgræm]	足印
poly-	*many* 多	polyphagia [ˏpalɪˊfedʒɪə]	多食
		polyuria [ˏpalɪˊjuriə]	多尿
pre-	*before* 在…之前	preanesthetic [prɪˏænəsˊθɛtɪk]	麻醉前的
primi-	*first* 先，第一	primipara [praɪˊmɪpərə]	初產婦
procto-	*rectum* 直腸	proctoscope [ˊpraktəskop]	直腸鏡
		proctocolitis [ˏpraktəkəˊlaɪtɪs]	直結腸炎

字根	字義	例字	中文
pseudo-	*false* 假的	pseudomania [ˌsjudoˈmenɪə]	假狂
		pseudocyesis [ˌsjudosaɪˈisɪs]	假孕
psych-	*soul* 精神	psychiatry [ˌsaɪˈkaɪətrɪ]	精神科學
		psychosis [ˌsaɪˌˈkosɪs]	精神病
		hysteroptosis [ˌhɪstərəpˈtosɪs]	子宮脫垂
-ptosis	*prolapse* 脫垂	gastroenteroptosis [ˌgæstrəˌɛntərəpˈtosɪs]	胃腸下垂
		gastroptosis [ˌgæstrəpˈtosɪs]	胃下垂
pyo-	*pus* 膿	pyuria [ˌpaɪˈjurɪə]	膿尿
		pyometra [ˌpaɪoˈmitrə]	子宮積膿
pyelo-	*renal pelvis* 腎盂	pyelitis [ˌpaɪəˈlaɪtɪs]	腎盂炎
		pyelonephritis [ˌpaɪəlonəˈfraɪtɪs]	腎盂腎炎
pylor-	*pyloric* 幽門	pyloristenosis [paɪˌlɔrɪstɪˈnosɪs]	幽門狹窄
		pyloroscopy [ˌpaɪloˈraskəpɪ]	幽門鏡檢查

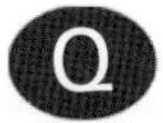

字根	字義	例字	中文
quadri-	*four* 四	quadriceps [ˈkwɑdrɪsɛps]	四頭肌
		quadriplegia [ˈkwɑdrɪˈplidʒɪə]	四肢麻痺

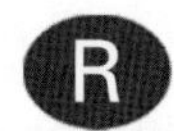

字根	字義	例字	中文
recto-	*rectum* 直腸	rectoscope [ˈrɛktəskop]	直腸鏡
		rectocele [ˈrɛktəˌsil]	直腸脫出
ren-	*kidney* 腎	renal [ˈrinl̩]	腎的
		renitis [ˌrɛˈnɪtɪs]	腎炎
		renography [rɪˈnɑgrəfɪ]	腎 X 光攝影術
		renopathy [rɪˈnɑpəθɪ]	腎病變
retino-	*retina* 視網膜	retinitis [ˌrɛtəˈnaɪtɪs]	視網膜炎
		retinopexy [ˈrɛtənəˌpɛksɪ]	視網膜固定術
-rrhagia	*hemorrhage* 出血	gastrorrhagia [ˌgæstrəˈredʒɪə]	胃出血
		cystorrhagia [ˌsɪstəˈredʒɪə]	膀胱出血

字根	字義	例字	中文
-rrhaphy	*suture* 縫合	ureterorrhaphy [juˌrɪtəˈrɔrəfɪ]	輸尿管縫合術
		nephrorrhaphy [nəˈfrɔrəfɪ]	腎縫合術
-rrhea	*flow* 漏，流出	urethrorrhea [jʊˌriθrəˈriə]	尿道漏
		otorrhea [ˌotəˈriə]	耳漏
-rrhexis	*rupture* 破裂	enterorrhexis [ˌɛntərəˈrɛksɪs]	小腸破裂
		cystorrhexis [ˌsɪstəˈrɛksɪs]	膀胱破裂

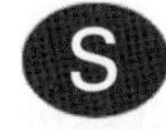

字根	字義	例字	中文
salpingo-	*fallopian tube* 輸卵管	salpingostomy [ˌsælpɪŋˈgastəmɪ]	輸卵管造口術
		salpingitis [ˌsælpɪnˈdʒaɪtɪs]	輸卵管炎
-sclero-	*hard* 硬	angiosclerosis [ˌændʒɪəˌskləˈrosɪs]	血管硬化
		arteriosclerosis [arˌtɪrɪəskləˈrosɪs]	動脈硬化
-scope	*machine* 機器	anoscope [əˈnaskop]	肛門鏡
		cystoscope [ˈsɪstəˌskop]	膀胱鏡
-scopy	*examination* 檢查	gastroscopy [gæsˈtraskəpɪ]	胃鏡檢查
		rectoscopy [ˌrɛkˈtaskəpɪ]	直腸鏡檢查

字根	字義	例字	中文
semi-	half 一半	semiconscious [ˌsɛməˈkanʃəs]	半意識的
		semiprivate [ˌsɛmɪˌpraɪvɪt]	半隱私的
-septic-	*infection* 感染	aseptic [eˈsɛptɪk]	無菌的
		septicemia [ˌsɛptəˈsimɪə]	敗血病
somni-, somno-	*sleep* 睡眠	somnipathy [samˈnɪpəθɪ]	睡眠障礙
		somnolism [ˈsamnəˌlɪzm̩]	催眠狀態
-spasm	*spasm* 痙攣	myospasm [ˈmaɪəˌspæzm]	肌痙攣
		neurospasm [ˈnjurəˌspæzm]	神經痙攣
spermato-	*spermatozoa* 精子	spermatogenesis [ˌspɜmətoˈdʒɛnəsɪs]	精子生成
		spermatorrhea [ˌspɜmətoˈrɪə]	精溢
splen-	*spleen* 脾	splenectomy [splɪˈnɛktəmɪ]	脾切除術
		splenomegaly [ˌsplɪnoˈmɛgəlɪ]	脾腫大
spondyl-	*spine* 脊髓	spondylitis [ˌspandɪˈlaɪtɪs]	脊髓炎
		spondylomalacia [ˌspandɪloməˌleʃɪə]	脊髓軟化
staphyl-	*bunch of grapes* 葡萄串	*staphylococcus* [ˌstæfəloˈkakəs]	葡萄球菌
	uvula 懸壅垂	staphylitis [ˌstæfɪˈlaɪtɪs]	懸壅垂炎

字根	字義	例字	中文
-stasis	*control, stop* 控制	hemostasis [ˌhiməˈstesɪs]	止血
stern-	*sternum* 胸骨	sternalgia [stɜˈnældʒɪə]	胸骨痛
stomat-	*mouth* 口	stomatalgia [ˌstoməˈtældʒɪə]	口痛
		stomatorrhagia [ˌstomətoˈredʒɪə]	口出血
strepto-	*twisted* 成螺旋形	*streptococcus* [ˌstrɛptəˈkakəs]	鏈球菌
		streptomycin [ˌstrɛptəˈmaɪsɪn]	鏈黴素
syphilo-	*syphilis* 梅毒	syphilopathy [ˌsɪfɪloˈpæθɪ]	梅毒性病變

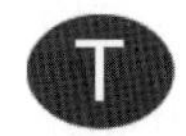

字根	字義	例字	中文
tachy-	*fast* 快速	tachycardia [ˌtækɪˈkardɪə]	心跳快速
		tachyphagia [ˌtækɪˈfedʒɪə]	吞嚥快速
		tachypnea [ˌtækɪpˈniə]	呼吸快速
teno-	*tendon* 腱	tenodynia [ˌtɛnəˈdɪnɪə]	肌腱痛
		tenoplasty [ˈtɛnəˌplæstɪ]	肌腱成形術
		tenorrhaphy [tɛˈnɔrəfɪ]	肌腱縫合術
		tenosynovitis [ˌtɛnəˌsɪnəˈvaɪtɪs]	腱鞘炎

字根	字義	例字	中文
-therapy	*treatment* 治療	hydrotherapy [ˌhaɪdrəˈθɛrəpɪ]	水療法
		thermotherapy [ˌθɝməˈθɛrəpɪ]	熱療法
thoraco-	*thorax* 胸	thoracocentesis [ˌθorəkəˌsɛnˈtisɪs]	胸腔穿刺術
		thoracodynia [ˌθorəkəˈdɪnɪə]	胸痛
thrombo-	*thrombus* 血栓	thrombectomy [ˌθramˈbɛktəmɪ]	血栓切除術
		thrombophlebitis [ˌθrambəflɪˈbaɪtɪs]	血栓靜脈炎
		thrombosis [θramˈbosɪs]	栓塞
trache-	*trachea* 氣管	tracheotomy [ˌtrekɪˈatəmɪ]	氣管切開術
trans-	*across* 移	transposition [ˌtrænspəˈzɪʃən]	移位
		transfusion [trænsˈfjuʒən]	輸血
tri-	*three* 三	triceps [ˈtraɪsɛps]	三頭肌
		tricuspid [traɪˈkʌspɪd]	三尖瓣
-trophy	*nutrition* 營養	dystrophy [dɪsˈtrəfɪ]	營養不良
		hypertrophy [haɪˈpɝtrəfɪ]	肥大，肥厚

U

字根	字義	例字	中文
uni-	*one* 一個	unioval [ˌjunɪˈavəl]	單卵的
uro-, -uria	*urine* 尿	anuria [əˈnjurɪə]	無尿
		urinary [ˈjurəˌnɛrɪ]	尿的
		urography [juˈragrəfɪ]	尿道攝影
		urology [juˈralədʒɪ]	泌尿科學
uretero-	*ureter* 輸尿管	ureterocystoscope [juˌritərəˈsɪstəskop]	輸尿管膀胱鏡
		ureterolith [juˈritərəlɪθ]	輸尿管石
		ureteropathy [juˌritəˈrapəθɪ]	輸尿管病變
urethro-	*urethra* 尿道	urethrocystitis [juˌriθrəsɪsˈtaɪtɪs]	尿道膀胱炎
		urethrocystography [juˌriθrəsɪsˈtagrəfɪ]	尿道膀胱攝影術
utero-	*uterus* 子宮	uterodynia [ˌjutərəˈdɪnɪə]	子宮痛
		uteroscope [ˈjutərəˌskop]	子宮鏡(H-Scopy)

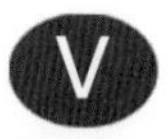

字根	字義	例字	中文
veno-	*vein* 靜脈	venofibrosis [ˌvinəfaɪˈbrosɪs]	靜脈纖維變性
		venous [ˈvinəs]	靜脈的
vagino-	*vaginal* 陰道的	vaginocele [ˈvædʒənəˌsil]	陰道脫垂
		vaginomycosis [ˌvædʒənəmaɪˈkosɪs]	陰道黴菌病
		vaginoperineorrhaphy [ˌvædʒənəˌpɛrənɪˈɔrəfɪ]	陰道會陰縫合術
vesic-	*bladder, vesical* 膀胱	vesicocele [ˈvɛsɪkəˌsil]	膀胱膨出
		vesicoclysis [ˌvɛsɪˈkɑkləsɪs]	膀胱內注射法

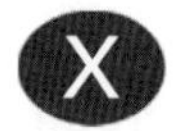

字根	字義	例字	中文
xero-	*dry*	xeroma [zɪˈromə]	乾眼病
		xerosis [zɪˈrosɪs]	乾眼症

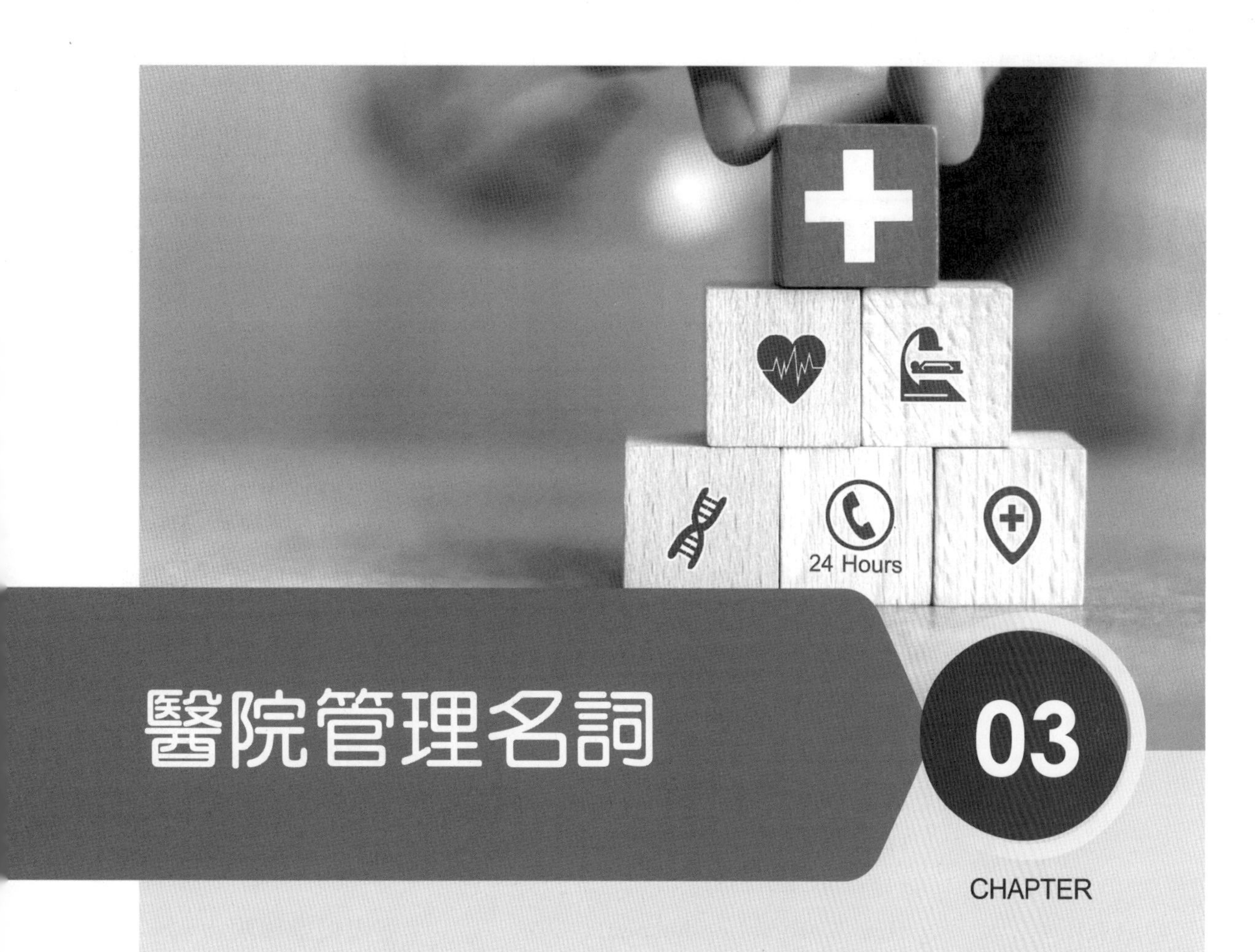

醫院管理名詞

03

CHAPTER

「醫院管理名詞」在目前的醫療環境來說，不僅僅是醫管科系所的人員需要認識，只要是從事醫院相關工作者皆需要了解醫管字彙與字詞，工作才能順利進行。例如：醫院推廣「TQM」，身為醫院中的一分子，若不知「TQM」就是「全面品質管理」，就無法了解醫院的脈動，更不用提配合醫院政策了。本章將醫管名詞分類為十二節，讓讀者更有系統的了解醫院管理的範疇。

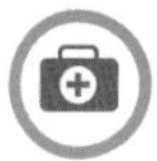
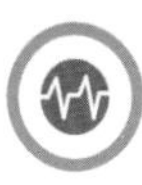

第一節 醫院型態

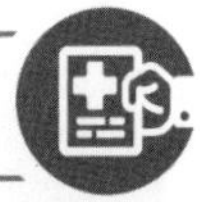

縮寫	全文	中文
	open staff system [ˊopən stæf ˊsɪstəm]	開放性醫院制度
	semi-opened staff system [ˊsemi opənt stæf ˊsɪstəm]	半開放性醫院制度
	closed staff system [klost stæf ˊsɪstəm]	封閉性醫院制度
G.P.	group practice [grup ˊpræktis]	聯合執業
	chain hospital [tʃen ˊhaspitl̩]	連鎖醫院
	satellite clinics [ˊsætəlaɪt ˊklɪnɪks]	衛星診所
H.P.H.	Health promoting hospitals [helθ prəˊmotɪŋ haspitl̩s]	健康促進醫院

第二節 健康保險

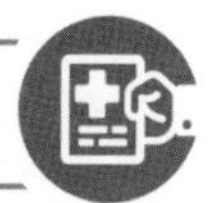

縮寫	全文	中文
N.H.I.	national health insurance [ˊnæʃənəl helθ ɪnˊʃurəns]	全民健康保險
N.H.S.	national health services [ˊnæʃənəl helθ sɜvɪs]	國民健康服務（公醫制度）
	Medicaid [ˊmɛdɪked]	美國低收入戶保險
	Medicare [ˊmɛdɪkɛr]	美國老人及殘障保險
	Blue Cross [blu kros]	藍十字醫療保險（主要給付被保險人醫療費用中的醫院費用）
T.P.A.	third party administrator [θɜd ˊpartɪ ədˊmɪnəˏstretɚ]	第三者付費組織
	general revenue [ˊʤɛnərəl ˊrevinju]	一般稅
	premium [ˊprɪmjəm]	保險費
	reimbursement [rɪˊimbɚsmənt]	現金償付制（核退）
	prepayment [ˊpripemənt]	預付制度
	cost sharing [kost ʃɛrɪŋ]	部分負擔
	co-payment [ko ˊpemənt]	定額負擔制
	co-insurance [ko ˊɪnʃurəns]	定率負擔制
	deductible [dɪˊdʌktəbl̩]	自付額
	moral hazard [ˊmɔrəl ˊhæzɚd]	道德危險

縮寫	全文	中文
	adverse selection [æd′vɚs səl′ɛkʃən]	逆選擇行為（保險公司拒絕健康高危險群的個案投保）
	cream skimming [krim skimɪŋ]	擷取行為（保險公司歡迎健康低危險群的個案投保）
	code creep [kod krip]	編碼弊端（故意申報錯誤的診斷或選擇利潤高之服務項目申報，以獲取更高之利潤）
	risk adjustment [rɪsk ə′dʒʌstmənt]	風險校正
S.I.D.	supplier-induced demand [sə′plaɪɚ ′ɪndjusɪd ′dɪmænd]	供給誘發需求
M.D.C.	major diagnostic category [′medʒɚ ′daɪəg͵nɔstɪk ′kætɪgərɪ]	主要診斷類別
C.M.	case mix [kes mɪks]	病例組合
M.D.S.	minimum data set [′mɪnəməm ′detə set]	評估護理之家院民特徵的量表
D.R.G.	diagnosis related groups [′daɪəgnosɪs rɪ′letɪd grups]	診斷關係群
A.P.D.R.G.	all patient diagnosis related groups [ɔl ′peʃənt ′daɪəgnosɪs ′rɪletɪd grups]	診斷關係群－適用所有病人
A.P.G.	ambulatory patient groups [′æmbjulətərɪ ′peʃənt grups]	門診病人組群
R.U.G.	resources utilization groups [′rɪsɔrsɪs ͵jutɪlɪ′zeʃən grups]	長期照護病人資源耗用群
A.P.C.H.E.	acute physiology and chronic health evaluation [ə′kjut fɪzi′ɔlədʒɪ ænd ′krɔnɪk helθ ɪ͵vælju′eʃən]	急性病人生理與慢性病人健康評估指標

縮寫	全文	中文
M.C.C.	major complication / comorbidity [ˊmedʒɚ ˊkamplɪkeʃən / kəˊmɔrbɪdɪtɪ]	主要併發症／合併症
P.S.I.	patient severity index [ˊpeʃənt səˊrɛrətɪ ˊɪndɛks]	病人嚴重度指標
F.F.S.	fee for service [fi fɔr ˊsɜvɪs]	論量計酬
	per diem [pɚ ˊdim]	論日計酬
	case payment [kes ˊpemənt]	論病例計酬
	capitation [ˊkæpɪˏteʃən]	論人計酬
	pay for performance [pe fɔr pɚˊfɔrməns]	論質計酬
H.M.O.	health maintenance organization [helθ ˊmentɛnəns ˏɔrgənəˊzeʃən]	健康維護組織
G.B.	global budgeting [ˊglɔbəl ˊbʌdʒətɪŋ]	總額支付制（總額預算制）
	expenditure target [ɪksˊpenditʃɚ ˊtargit]	支出目標制
	expenditure cap [ɪksˊpenditʃɚ kæp]	支出上限制
	collective bargaining [kəˊlektɪv ˊbarginɪŋ]	集體談判
P.P.S.	prospective payment system [prəsˊpektɪv ˊpemənt ˊsɪstəm]	前瞻性支付制度
R.P.S.	retrospective payment system [retrosˊpektɪv ˊpemənt ˊsɪstəm]	回溯性支付制度
P.P.O.	preferred provider orgenization [ˊprifɚd prəˊvaɪdɚ ˊɔrgənəˊzeʃən]	優先提供者組織（偏好提供者組織）

縮寫	全文	中文
M.S.A.	medical saving account [ˈmedɪkəl ˈsevɪŋ əˈkaʊnt]	醫療儲蓄帳戶
	Medisave [ˈmɛdɪsev]	新加坡的醫療儲蓄帳戶制度－醫療儲蓄帳戶（財源來自薪資的一部分，給付住院醫療及一些特定較昂貴的門診醫療
	Medishield [ˈmɛdɪˌʃild]	新加坡的醫療儲蓄帳戶制度－重大傷病社會保險（繳交保費，以彌補 Medisave 之不足）
	Medifund [ˈmɛdɪfʌnd]	新加坡的醫療儲蓄帳戶制度－貧戶醫療基金（利用捐贈基金收入，援助少數付不起住院費用低收入戶）

第三節 醫管名詞

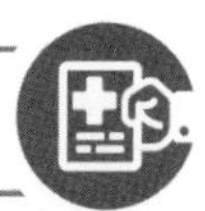

縮寫	全文	中文
W.H.O.	world health organization [wɜld hɛlθ ˌɔrgənəˈzeʃən]	世界衛生組織
A.M.A.	American medical association [əˈmerikən ˈmɛdɪkəl əˌsosɪˈeʃən]	美國醫學會
A.H.I.M.A.	American health information management association [əˈmerikən hɛlθ ɪnfɔrˈmeʃən ˈmænɪdʒmənt əˌsosɪˈeʃən]	美國健康資訊管理協會（原名：美國病歷協會，AMRA）
H.C.F.A.	health care financing administration [helθ kɛr ˈfaɪnænsɪŋ ədˈmɪnəˌstreʃən]	健康照護財務署
N.C.H.S.	national center for health statistics [ˈnæʃənəl ˈsɛntɚ fɔr helθ stəˈtɪstɪks]	國家健康資料統計中心
J.C.A.H.O.	joint commission on accreditation of healthcare organization [dʒɔɪnt kəˈmɪʃən ʌn əˌkrɛdəˈteʃən əv ˈhɛlθˌkɛr ˌɔrgənəˈzeʃən]	（美國）醫療照護機構評鑑聯合委員會
	hospital accreditation [ˈhɑspitl̩ əˌkrɛdəˈteʃən]	醫院評鑑
P.P.F.	private physician fee [ˈpraɪvɪt fiˈzɪʃən fi]	指定醫師費
P.F.	physician fee [fiˈzɪʃən fi]	醫師費制度
R.B.R.V.S.	resource-based relative value scales [ˈrisɔrs best rɪˈletɪv ˈvælju skels]	醫師資源耗用相對值表
	pooling [ˈpulɪŋ]	重分配
	ceiling [ˈsilɪŋ]	最高上限
P.C.S.	patient classification system [ˈpeʃənt ˈklæsəfɪˈkeʃən ˈsɪstəm]	病人分類系統

縮寫	全文	中文
C.O.N.	certificate-of-need [səˊtɪfɪkit əv nid]	（高科技昂貴儀器） 需要證明
P.S.R.O.	professional standard review organization [prəˊfeʃənl̩ sˊtændɚd riˊvju ˏɔrgənəˊzeʃən]	專業標準審核組織
P.R.O.	peer review organization [pir riˊvju ˏɔrgənəˊzeʃən]	同僚審核組織
	administrative review [ədˊmɪnəˏstretɪv riˊvju]	行政審查
	concurrent review [kənˊkʌrənt riˊvju]	同步審查
	prospective review [ˏprosˊpɛtɪv riˊvju]	事前審查
	retrospective review [ˏrɛtrəˊspɛktɪv riˊvju]	事後審查
	pre-admission review [pri ədˊmɪʃən riˊvju]	入院前審查
	concurrent review [kənˊkʌrənt riˊvju]	即時審查
	case management [kes ˊmænɪdʒmənt]	個案管理
	retrospective review [ˏrɛtrəˊspektɪv riˊvju]	回溯性審查
	performance management [pɚˊfɔrməns ˊmænɪdʒmənt]	績效管理
M.C.O.	managed-care organization [ˊmænɪdʒd kɛr ˏɔrgənəˊzeʃən]	管理式照護組織
	managed care [ˊmænɪdʒd kɛr]	管理式照護
L.T.C.	long-term care [lɔŋ tɝm kɛr]	長期照護體系
H.C.	home care (home health care) [hom kɛr (hom hɛlθ kɛr)]	居家照護，居家護理

縮寫	全文	中文
D.C.	day care [de kɛr]	日間照護
	mobile health care [mobil hɛlθ kɛr]	巡迴醫療
N.H.	nursing home [ˈnɜsɪŋ hom]	護理之家
	hospice [ˈhɔspɪs]	安寧療護
	discharge plan [dɪsˈtʃardʒ plæn]	出院準備服務計畫
	community medicine [kəˈmjunətɪ ˈmɛdɪsn̩]	社區醫學
C.O.P.C.	community-oriented primary care [kəˈmjunətɪ ɔˈriəntɪd ˈpraɪmərɪ kɛr]	社區導向基層照護
C.D.C.	center of disease control [ˈsɛntɚ əv dɪˈziz kənˈtrol]	（美國）疾病控制中心
	occupancy rate [ˈɑkjupənsɪ ret]	占床率
A.L.O.S.	average length of stay [ˈævəridʒ leŋθ əv ste]	平均住院日
	bed turnover rate [bɛd ˈtɜnovɚ ret]	病床周轉率
	separation of dispensary from medical practice [səpəˈreʃən əv dɪsˈpensərɪ frəm ˈmɛdɪkəl ˈpræktɪs]	醫藥分業
V.I.	vertical integration [ˈvɚtɪkəl ɪntəˈgreʃən]	垂直整合
M.U.S.	multiple unit system [ˈmʌltipl̩ ˈjuˈnɪt ˈsɪstəm]	多單位系統
E.C.F.	extra care facility [ˈɛkstrə kɛr fəˈsɪlitɪ]	延伸性照護機構

縮寫	全文	中文
H.I.	horizontal integration [ˌhɔriˈzantḷ intəˈgreʃən]	水平整合
	multiunit organization hospital system [ˈmʌltˌjuˈnɪt ˌɔrgənəˈzeʃən ˈhaspitḷ ˈsɪstəm]	多單位組織醫院系統
	shared service [ˈʃɛrd ˈsɝvɪs]	聯合分擔服務
	contract service [ˈkantrækt ˈsɝvɪs]	合約服務
	contract management [ˈkantrækt ˈmænɪdʒmənt]	合約管理
	chain [tʃen]	連鎖
	regular chain (corporate chain) [ˈrɛgjulɚ tʃen (ˈkɔrpərit tʃen)]	直營連鎖（所有權連鎖）
	merge [mɚdʒ]	合併
	lease [lis]	租賃
	affiliation [əˈfɪlɪeʃən]	聯盟
	strategic alliance [strəˈtɪdʒɪk əˈlaɪəns]	策略聯盟
I.D.S.	integrated delivery system [ɪntəˈgretɪd dɪˈlɪvərɪ ˈsɪstəm]	整合性服務體系
	referral system [ˌriˈfɝəl ˈsɪstəm]	轉診制度
R.B.R.C.	resource based responsible center [rɪˈsɔrs ˈbesɪd risˈpansəbḷ ˈsɛntɚ]	資源基礎責任中心
	knowledge management [ˈnalidʒ ˈmænɪdʒmənt]	知識管理
	medical negligence [ˈmɛdɪkḷ ˈneglidʒəns]	醫療過失

第四節 品質管理

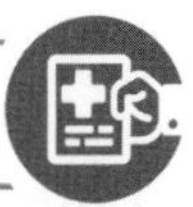

縮寫	全文	中文
C.S.	customer satisfaction [ˈkʌstəmɚ ˌsætɪsˈfækʃən]	顧客滿意
E.S.	employee satisfaction [ˌɛmplɔi ˌsætɪsˈfækʃən]	從業人員滿意
P.D.C.A.	Plan-Do-Check-Action [plæn du tʃɛk ˈækʃən]	戴明管理循環
Q.C.	quality control [ˈkwalətɪ kənˈtrol]	品質控制
H.T.R.M.	healthcare team resource management [hɛlθkɛr tim rɪˈsors ˈmænɪdʒmənt]	醫療團隊資源管理
Q.A.	quality assurance [ˈkwaləti əˈʃurəns]	品質保證
Q.C.C.	quality control circle [ˈkwaləti kənˈtrol ˈsɝkl]	品管圈（團結圈）
C.Q.I.	continuous quality improvement [kənˈtinjuəs ˈkwaləti ɪmˈpruvmənt]	持續性品質管理
T.Q.C.	total quality control [ˈtotl̩ ˈkwaləti kənˈtrol]	全面品質管制
C.W.Q.C.	company-wide quality control [ˈkʌmpənɪ waɪd ˈkwaləti kənˈtrol]	全員品質保證
T.Q.M.	total quality management [ˈtotl̩ ˈkwaləti ˈmænɪdʒmənt]	全面品質管理
Q.I.P.	quality indicator project [ˈkwaləti ˈɪndɪketɚ prəˈdʒɛkt]	品質指標計畫
T.Q.I.S.	Taiwan quality indicator system [ˈtaɪwan ˈkwaləti ˈɪndɪketɚ ˈsɪstəm]	台灣醫療品質指標系統
T.Q.I.P.	Taiwan quality indicator project [ˈtaɪwan ˈkwaləti ˈɪndɪketɚ prəˈdʒɛkt]	台灣醫療品質指標計畫
E.B.M.	evidence-based medicine [ˈɛvədəns ˈbesɪd ˈmɛdəsn̩]	實證醫學

縮寫	全文	中文
T.M.	tracer methodology [ˈtreɪsər ˌmɛθəˈdalədʒi]	追查方法學
	reengineering [riˈɛndʒənɪərɪŋ]	流程再造（工程再造，組織再造）
5S	seiri, seiton, seiso, seiketsu, shitsuke	整理，整頓，清潔，清掃，修養
C.P.	clinical pathway [ˈklɪnɪkl̩ ˈpaθwe]	臨床路徑
	focus group [ˈfokəs grup]	焦點團體
C.I.S.	corporate identity system [ˈkɔpərit aɪˈdɛntɪtɪ ˈsɪstəm]	企業識別系統
	corporate image system [ˈkɔpərit imɪdʒ ˈsɪstəm]	企業形象設計系統
I.S.O.	international standard organization [intəˈnæʃənəl sˈtændəd ˌɔrgənəˈzeʃən]	國際標準組織
P.S.P.	problem solving process [ˈprabləm ˈsɔlvɪŋ ˈprasɛs]	問題分析解決法
B.P.I.	business process improvement [ˈbɪznɪs ˈprasɛs ɪmˈpruvmənt]	作業流程改善
B.P.M.	business process management [ˈbɪznɪs ˈprasɛs ˈmænɪdʒmənt]	作業流程管理
	Gantt chart [ˈgantə tʃart]	甘特圖
	flow chart [flo tʃart]	流程圖
	cause and effect diagram [kɔz ænd ɪˈfɛkt ˈdaɪəgræm]	流性要因圖（魚骨圖）
E.S.P.	employee suggestion project [ˌɛmplɔi səˈdʒestʃən ˈprəˈdʒɛkt]	提案制度
M.B.O.	management by objective [ˈmænɪdʒmənt baɪ ɔbˈdʒektɪv]	目標管理

縮寫	全文	中文
	daily management [ˈdelɪ ˈmænɪdʒmənt]	日常管理
D.A.A.	department activities analysis [dɪˈpartmənt ækˈtɪvətɪs əˈnæləsis]	部門日常管理
	hoshin planning [ˈhaʊsɪn ˈplænɪŋ]	方針管理
	cross-functional management [krɔs fʌŋkʃənəl ˈmænɪdʒmənt]	跨部門管理
	bad apple theory [bæd ˈæpl̩ ˈθiərɪ]	壞蘋果理論
	risk management [rɪsk ˈmænɪdʒmənt]	危機管理
	benchmarking [ˈbentʃmarkɪŋ]	標竿學習
	paradigm shift [ˈpærə͵daɪm ʃift]	典範轉移（新思維）

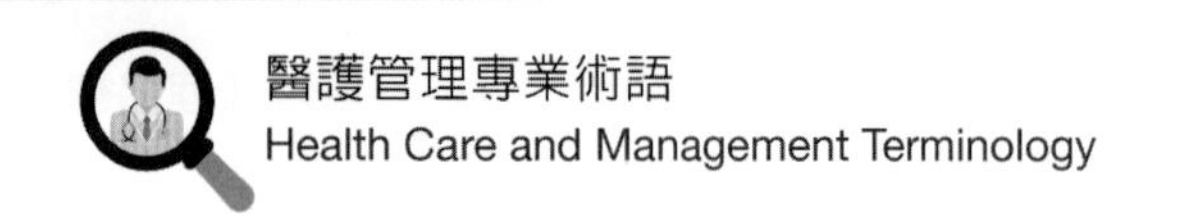

第五節 資材管理

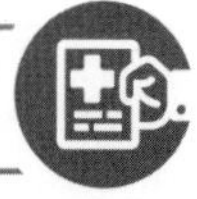

縮寫	全文	中文
H.M.M.S.	hospital material management system [ˈhɑspɪtḷ məˈtɪrɪəl ˈmænɪdʒmənt ˈsɪstəm]	醫院資材管理系統
5R	right time, right place, right price, right quality, right quantity [raɪt taɪm' raɪt ples' raɪt praɪs' raɪt ˈkwɑlətɪ raɪt ˈkwɑntɪtɪ]	適當的時間，地點，價格，品質，數量
	inventory control [ˈɪnvəntɔrɪ kʌnˈtrol]	存量管制
E.O.Q.	economic ordering quantity [ˌikəˈnɑmɪk ˈɔrdəɪŋ ˈkwɑntɪtɪ]	經濟訂購量
R.O.P.	reorder point [riˈɔrdə pɔint]	訂購點
L.T.	lead time [lid taɪm]	購備時間
	safety inventory [ˈseftɪ ˈɪnvəntorɪ]	安全存量
Q-system	fixed quantity ordering system [fikst ˈkwɑntɪtɪ ˈɔrdəɪŋ ˈsɪstəm]	定量訂購制
P-system	fixed period ordering system [fikst ˈpɪrɪəd ˈɔrdəɪŋ ˈsɪstəm]	定期訂購制
	two-bins system [tu bɪns ˈsɪstəm]	複倉制
J.I.T.	just in time [dʒʌst ɪn taɪm]	即時供應系統
	stockless inventory [ˈstɔklɪs ˈɪnvəntorɪ]	零庫存系統
	excess [ɪkˈses]	滯料
	waste [west]	廢料

縮寫	全文	中文
	exchange cart [ɪks'tʃendʒ kart]	衛材交換車
	surgical case cart ['sɝdʒɪkḷ kes kart]	手術個案車
d/w	dumb waiter [dʌmb wetɚ]	輸送梯，小貨梯
	total box [tɔtḷ baks]	軌道式輸送箱
U.D.D.D.S.	unit does drug distribution system ['junɪt dos drʌg dɪstrə'bjuʃən 'sɪstəm]	單一劑量藥品配送制度
U.D.	unit dose ['junɪt dos]	單一劑量
	chute [tʃut]	投送管
	group purchasing [grup 'pɝtʃesɪŋ]	聯合採購

第六節 財務管理

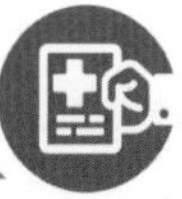

縮寫	全文	中文
	working capital [ˈwɝkɪŋ ˈkæpɪtl̩]	營運資金
	balance sheet [ˈbæləns ʃit]	資產負債表
	operating statement (income statement) [ˈɑpəretɪŋ ˈstetmənt (ˈɪnkʌm ˈstetmənt)]	損益表
	current ratio [ˈkʌrənt ˈreʃo]	流動比率
	quick ratio [kwik ˈreʃo]	速動比率
	acid-test ratio [ˈæsid tɛst ˈreʃo]	酸性測試比率
	days in accounts receivable [des ɪn əˈkaʊnt riˈsɪvəbl̩]	應收帳款帳齡
	average payment period [ˈævərɪdʒ ˈpemənt ˈpɪriəd]	平均付款期限
	days cash on hand [des kæʃ ɑn hænd]	現金擁有期
	equity financing ratio [eˈkwitɪ ˈfaɪnænsɪŋ ˈreʃo]	權益融資比率
	cash flow to total debt [kæʃ flo tu ˈtotl̩ dɛbt]	現金流量與債務比率
	total debt to equity [ˈtotl̩ dɛbt tu ˈɛkwətɪ]	負債比率
	long-term debt to equity [lɔŋ tɝm dɛbt tu ˈɛkwətɪ]	長期負債對權益比率
	long-term debt to net fixed assets [lɔŋ tɝm dɛbt tu net fikst ˈæsɛt]	固定資產融資比率
	total asset turnover [ˈtotl̩ ˈæsɛt ˈtɝnˌovɚ]	總資產周轉率

縮寫	全文	中文
	fixed asset turnover [fikst ′æsɛt ′tɜn͵ovɚ]	固定資產周轉率
	current asset turnover [′kʌrənt ′æsɛt ′tɜn͵ovɚ]	流動資產周轉率
	deductible [dɪ′dʌktəbl]	折讓比率
	markup [′markʌp]	加成比率
	operation margin [′apəretʃən ′mardʒɪn]	營運毛利率
	nonoperating revenue [′nanapəretɪŋ ′rɛvənju]	非營運收入比率
	return on asset [rɪ′tɜn an ′æsɛt]	資產報酬率
	return on equity [rɪ′tɜn an ′ɛkwətɪ]	權益報酬率
	direct allocation method [də′rɛkt ͵ælə′keʃən ′mɛθəd]	直接分攤法
	step allocation method [step ͵ælə′keʃən ′mɛθəd]	階梯分攤法
	double distribution method [′dʌbl̩ ͵dɪstrə′bjuʃən ′mɛθəd]	連續分攤法

第七節 病歷管理

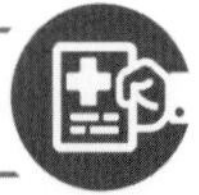

縮寫	全文	中文
U.H.D.D.S.	uniform hospital discharge data set [ˊjunifɔrm ˊhɑspitḷ dɪsˊtʃɑrdʒ ˊdetə sɛt]	統一出院資料庫
A.M.R.A.	American medical record association [əˊmerikən ˊmɛdɪkḷ ˊrɛkɚd ˏəsosɪˊeʃən]	美國病歷協會
A.R.T.	accredited record technician [əkˊreditɪd ˊrɛkɚd tekˊnɪʃən]	（審查合格的）病歷管理技術員
R.R.A.	registered record administrator [ˊredʒɪstɚ ˊrɛkɚd ədˊmɪnɪstretɚ]	（註冊合格的）病歷管理師
R.H.I.T.	registered health information technician [ˊredʒɪstɚt hɛlθ ɪnfɔrˊmeʃən tɛkˊnɪʃən]	健康資訊技術員
R.H.I.A.	registered health information adminstrator [ˊredʒɪstɚt hɛlθ ɪnfɔrˊmeʃən ədˊmɪnɪstretɚ]	健康資訊管理師
C.C.S.	certified coding specialist [ˊsɚtɪfaɪd ˊkodɪŋ ˊspɛʃəlɪst]	有證照疾病分類編碼專業人員
C.C.S.-P	certified coding specialist-physician service [ˊsɚtɪfaɪd ˊkodɪŋ ˊspɛʃəlɪst fɪˊziʃən ˊsɜvɪs]	有證照疾病分類編碼專業人員－適用於開業診所
C.T.R.	certified tumor registrar [ˊsɚtɪfaɪd ˊtjumɚ ˊrɛdʒɪstrɑr]	有證照的癌症登記人員
C.P.T.	current procedural terminology [ˊkʌrənt prəˊsɪdʒərəl ˏtɚmɪˊnɑlədʒɪ]	（美國醫學院在門診申報上）公認當今醫療處置術語
I.C.D.-9-C.M.	international classification of disease, ninth revision, clinical modification [ɪntɚˊneʃənḷ klæsəfəˊkeʃən əv ˊdizɪz naɪnθ rɪˊvɪʒən klɪnɪkḷ modɪfəˊkeʃən]	國際疾病分類第九版臨床修正版
I.C.D.-10	international classification of disease, tenth edition [ɪntəˊneʃənḷ klæsəfəˊkeʃən əv ˊdizɪz tɛnθ ɪˊdɪʃən]	國際疾病分類第十版

縮寫	全文	中文
I.C.D.-O	international classification of disease, oncology [ɪntə˞ˈneʃənḷ klæsəfəˈkeʃən əv ˈdizɪz ˈaŋkalədʒɪ]	國際疾病分類，腫瘤學
	qualitative review [ˈkwaləˌtetiv riˈvju]	質的審查
	quantitative review [kˈwɔntɪtetɪv riˈvju]	量的審查
S.O.A.P.	subjective data, objective data, assessment, plan [ˈsʌbdʒɛktɪv ˈdetə ɔbˈdʒɛktɪv ˈdetə əˈsɛsmənt plæn]	主觀自覺症狀，客觀檢查發現，診斷評估，治療計畫
S.O.M.R.	source-oriented medical record [sors ˈarɪɛntɪd ˈmɛdɪkḷ ˈrɛkə˞d]	以資料為來源導向的病歷記錄
D.O.M.R.	diagnosis-oriented medical record [ˈdaɪəgnosɪs ˈarɪɛntɪd ˈmɛdɪkḷ ˈrɛkə˞d]	以診斷為導向之病歷記錄
P.O.M.R.	problem-oriented medical record [ˈprabləm ˈarɪɛntɪd ˈmɛdɪkḷ ˈrɛkə˞d]	以問題為導向之病歷記錄
C.P.R.	computer-based patient record [ˈkʌmpjutə˞ ˈbesɪd ˈpeʃənt ˈrɛkə˞d]	電子病歷
C.I.M.	computer input microfilm [ˈkʌmpjutə˞ ˈɪnput ˈmaɪkrəˌfɪlm]	電腦輸入縮影系統
C.O.M.	computer ouptut microfilm [ˈkʌmpjutə˞ ˈautput ˈmaɪkrəfɪlm]	電腦輸出縮影系統

第八節 行銷管理

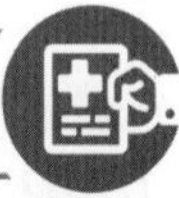

縮寫	全文	中文
	marketing [ˈmarkɪtɪŋ]	行銷
	external marketing [ɛksˈtɚnḷ ˈmarkɪtɪŋ]	外部行銷
	internal marketing [ɪnˈtɚnḷ ˈmarkɪtɪŋ]	內部行銷
	interactive marketing [ˌɪntɚˈæktɪv ˈmarkɪtɪŋ]	互動行銷
	consumer-oriented marketing [kənˈsjumɚ ˈarɪɛntɪd ˈmarkɪtɪŋ]	病患導向行銷
	innovative marketing [ɪnoˈvetɪv ˈmarkɪtɪŋ]	創新行銷
	value marketing [ˈvælju ˈmarkɪtɪŋ]	價值行銷
	sense-of-mission and societal marketing [sɛns əv ˈmɪʃən ænd səˈsaɪətḷ ˈmarkɪtɪŋ]	使命感與社會行銷
4P	product, price, place, promotion [ˈpradəkt, praɪs, ples, prəˈmoʃən]	行銷組合（產品，價格，通路，促銷）
P.R.	public relationship [ˈpʌblɪk rɪˈleʃənʃɪp]	公共關係
	microenvironment [ˌmaɪkroˌɪnˈvaɪrənmənt]	個體環境
	macroenvironment [ˌmækroˌɪnˈvaɪrənmənt]	總體環境
	market segmentation [ˈmarkɪt ˌsɛgmənˈteʃən]	市場區隔化
	market niche [ˈmarkɪt nitʃ]	市場利基

縮寫	全文	中文
S.W.O.T.	strength, weakness, opportunity, threat [streŋθ, wiknɪs, ˌapɚˈtjunətɪ, θrɛt]	（組織分析中）優勢，劣勢，機會，威脅
V.M.S.	vertical marketing system [ˈvɚtɪkəl ˈmarkɪtɪŋ ˈsɪstəm]	垂直整合行銷系統
H.M.S.	horizontal marketing system [ˈhɔriˈzantḷ ˈmarkɪtɪŋ ˈsɪstəm]	水平整合行銷系統

第九節 資訊管理

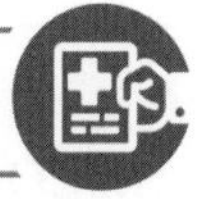

縮寫	全文	中文
H.I.S.	hospital information system [haspitḷ ɪnfɔr′meʃən ′sɪstəm]	醫院管理資訊系統
MEDLARS	Medical Literature Analysis and Retrieval System [′mɛdɪkḷ ′lɪtərətʃɚ ə′næləsɪs ænd ri′trɪvəl ′sɪstəm]	醫學文獻檢索
N.L.M.	national library of medicine [′næʃənḷ ′laɪbrɛrɪ əv ′mɛdəsṇ]	國家醫學圖書館
N.I.I.	national information infrastructure [′næʃənḷ ɪnfɔr′meʃən ′ɪnfrəˌstrʌktʃɚ]	國家資訊基礎建設
E.D.P.	electronic data processing [ilɛk′tranɪk detə ′prasesɪŋ]	電子資料處理
W.W.W.	world wide web [wɜld waɪd wɛb]	全球資訊網
V.H.	virtual hospital [′vɚtjuəl ′haspitḷ]	虛擬醫院
	telemedicine [ˌtɛlə′mɛdəsṇ]	遠距醫療
	cyberhealth [′sɪbɚˌhɛlθ]	網路醫療

第十節 醫療計量學

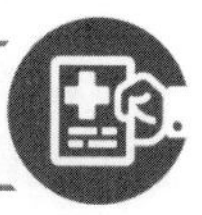

縮寫	全文	中文
O.R.	operations research [ˌapəˈreʃəns rɪˈsɚtʃ]	作業研究
Q.A.	quantitative analysis [ˈkwɔntɪtətɪv əˈnæləsɪs]	數量分析
Q.M.	quantitative method [ˈkwɔntɪtətɪv ˈmɛθəd]	數量方法
D.S.S.	decision support system [ˈdisɪdʒən səˈpɔrt ˈsɪstəm]	決策支援系統
A.I.	artificial intelligence [ˌartəˈfɪʃəl inˈtelidʒəns]	人工智慧
E.S.	expert system [ˈɛkspɜt ˈsɪstəm]	專家系統
C.P.M.	critical path method [ˈkrɪtɪkl̩ pæθ ˈmɛθəd]	要徑法
L.P.	linear programming [ˈlinɪɚ ˈprougræmɪŋ]	線性規劃
P.E.R.T.	program evaluation and review technique [ˈprogræm ɪˈvæljuˈeʃən æd riˈvju tɛkˈnik]	計畫評核術

第十一節 護理型態

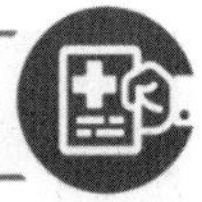

縮寫	全文	中文
	case method [kes ˈmɛθəd]	個案護理
	functional nursing [ˈfʌŋkʃənəl ˈnɝsɪŋ]	功能性護理
	term nursing [tɝm ˈnɝsɪŋ]	成組護理
	primary nursing [ˈpraɪmərɪ ˈnɝsɪŋ]	全責護理（主護護理）
	modular nursing [ˈmɔdjulɚ ˈnɝsɪŋ]	綜合護理

第十二節 急救種類

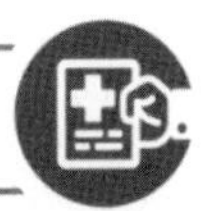

縮寫	全文	中文
C.P.R.	cardiopulmonary resuscitation [ˌkardɪəˈpʌlməˌnɛrɪ rɪˌsʌsəˈteʃən]	心肺復甦術
C.P.C.R.	cardiopulmonary cerebral resuscitation [ˌkardɪəˈpʌlməˌnɛrɪ ˈsɛrəbrəl rɪˌsʌsəˈteʃən]	心肺腦復甦術
B.L.S.	basic life support [ˈbæsɪk laɪf səˈpɔrt]	基本救命術
E.M.T.	emergency medical technique [ɪˈmɚdʒənsɪ ˈmɛdɪkḷ tɛkˈnik]	急救訓練
A.C.L.S.	advanced cardiac life support [ədˈvænst ˈkardɪˌæk laɪf səˈpɔrt]	高級救命術
A.T.L.S.	advanced trauma life support [ədˈvænst ˈtrɔmə laɪf səˈpɔrt]	高級外傷急救術
O.E.M.T.	overseas emergemcy medical transfer [ovɚˈsiz ɪˈmɚdʒənsɪ ˈmɛdɪkḷ trænsˈfɝ]	海外緊急醫療轉送

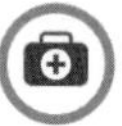 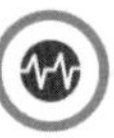 

MEMO

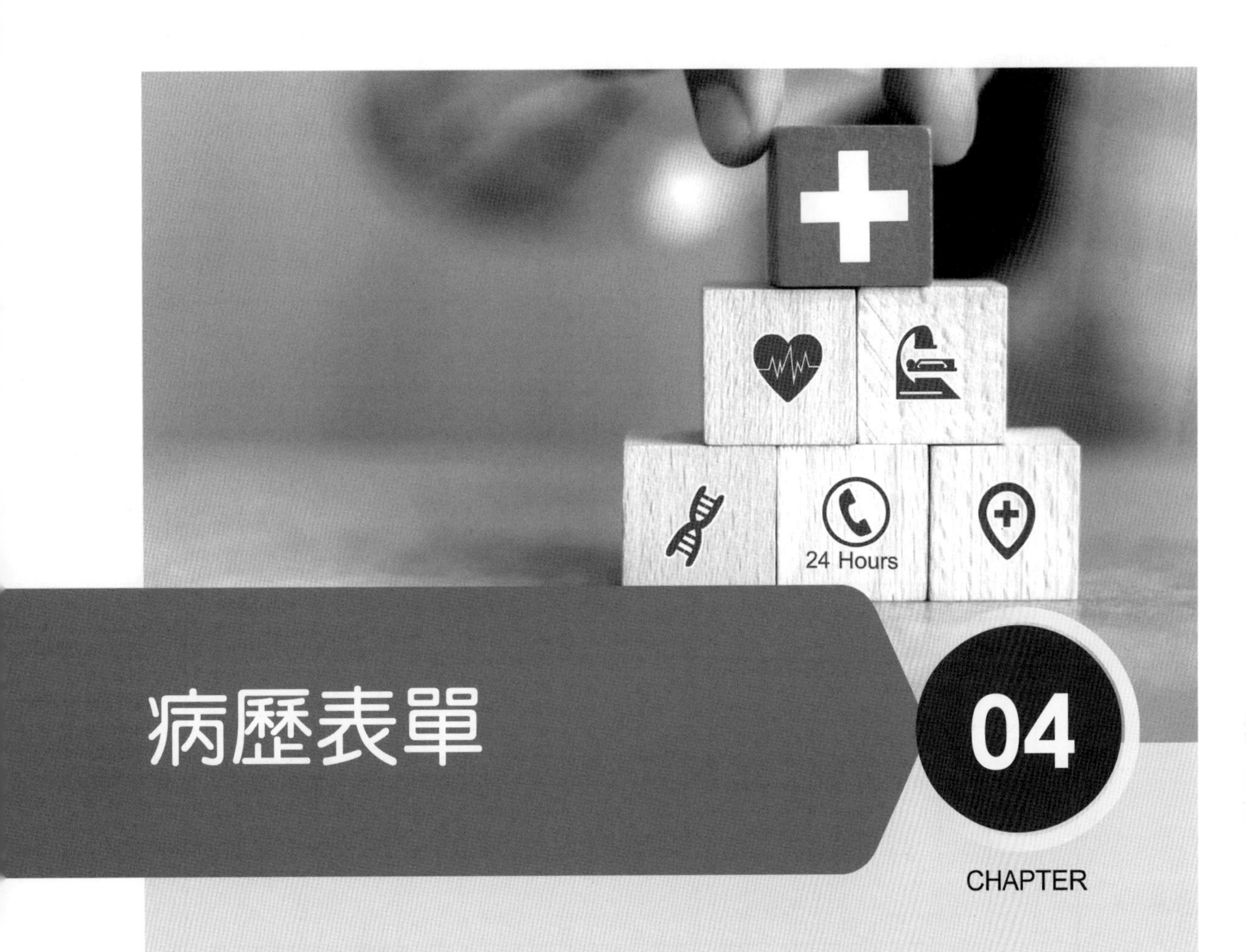

病歷表單

04

CHAPTER

本章提供病歷常見的表單，可使初學者知道第一、二章所學習的字彙在病歷上的用法、用處及醫囑之寫法，老師在教導醫學字彙時也能以此章當範例，介紹醫學字彙在臨床上應用的情形，使學生的學習能與實務結合。

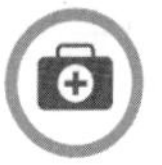
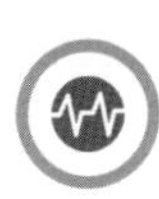

病　歷

病歷號碼						

初診病人請填寫紅框部分

姓　名	性別		出生日期				籍貫
	男	女	民前	年	月	日	省
			民國				市

戶籍所在地	縣市	鄉鎮區市	村里	鄰	路街	段	巷	弄	號之
通訊地址	縣市	鄉鎮區市	村里	鄰	路街	段	巷	弄	號之

國民身分證統一號碼	職業
	□1.軍□2.公□3.教□4.農□5.林□6.漁□7.牧□8.商 □9.工□10.礦□11.學生□12.自由業□13.家管□14.無

電話		婚姻現況		本院初診日期			聯絡人或介紹醫師(電話)
區域碼	號碼	未婚	已婚	年	月	日	

科	門診			入出院			年齡	主要診斷	預後	主治醫師
	年	月	日	年	月	日				

藥物過敏

血型抗體

解剖　年　月　日

住院病歷記錄

姓名：　　　病歷號：　　　床號：　　　□男□女　年歲：　　　第　　頁

姓名　　病歷號碼　　床號　　第　　頁

Admission Note
/ /
Chief complaint:
Birth history / past history:
Family history:
Present illness:

Physical examination:			
BP:	BT:	PR:	RR:
consciousness:			
head:			
eye:	conjunctiva:	sclera:	pupils:
ENT:			
neck:	LN:	thyroid:	
chest:			
heart:			
abdomen:			
		muscle power:	reflex:
extremites:			
muscle power:			
reflex:			
skin:			
Impression:			
Plan:			

醫囑單

主要診斷：　　　　　　　　　　　　　　　　　　　　　　　　　　　　　第　　頁

姓名		病歷號碼		床號		□男 □女	出生日期	年　月　日　歲
身高	cm	體重	kg	住院日	年　月　日	手術日	年　月　日	過敏記錄

開始年月日及時間	停止年月日時間及簽章	長期醫囑及簽章		護士簽章
			臨時醫囑及簽章	開始／停止
				／
				／
				／
				／
				／
				／
				／
				／
				／
				／
				／
				／
				／
				／
				／
				／
				／
				／
				／
				／
				／
				／
				／

使用方法	
	1. 無蓋章或簽名之醫囑無效 2. 醫師簽章請緊接於每次醫囑之後，停止之醫囑須寫明時間並在停止日期上簽字 3. 長期醫囑由粗線邊緣，臨時醫屬由虛線邊緣寫起 4. 長期醫囑每週須重整一次 5. 護士簽字開始醫囑在“／”左上角，停止醫囑在右下角，臨時醫囑要寫執行時間

體溫表

姓名		病歷號碼		床號		□男 □女	出生日期	年 月 日 歲

								附註
日　　期								
住院日數								
手術日數								
時　　間								
R P T	4 8 12 4 8 12	4 8 12 4 8 12	4 8 12 4 8 12	4 8 12 4 8 12	4 8 12 4 8 12	4 8 12 4 8 12	4 8 12 4 8 12	1.藍○—○表示且内體溫 2.藍•—•表示口內體溫 3.藍×—×表示腋下體溫 4.紅•—•表示脈搏 5.黑•—•表示呼吸
70 160 41								
60 140 40								
50 120 39								
40 100 38								
30 80 37								
20 60 36								
10 40 35								
0 20 34								
體重								
身高								
血壓								
攝入 飲　食								
注射量								
血　量								
排出 小便量								
大便量								
引流量								
總計 I/O（淨值）								

姓名______	□男	□女	
病歷	年齡______		
號碼______			
床號______	健保	自費	員工

會診記錄

	一般照會
	緊急照會
	時間外照會

年 月 日 時

由 科 請 科 先生會診

Requested regarding:

Brief summary

醫師簽名

報 告

年 月 日 時

會診醫師簽名

住院報告黏貼頁（※記號檢驗單專用）

姓名：________病歷號碼：________□男□女　出生日期：___年___月___日（___）歲

黏貼處（請由上往下黏貼）	

護理評估表（一）

<table>
<tr><td>姓名</td><td></td><td>病歷號碼</td><td></td><td>床號</td><td></td><td>□男
□女</td><td>出生日期</td><td>年　月　日　歲</td></tr>
<tr><td colspan="4">入院時間：　年　月　日</td><td colspan="5">入院方式：□自行步入□輪椅□推床□其他______</td></tr>
<tr><td colspan="9">入院診斷：</td></tr>
<tr><td>基本資料</td><td colspan="8">教育程度：□不識字□小學□初中□高中□專科□大學□碩博士以上
職業別：□無□公□教□工□商□農□家管□學生□退休□軍人□其他______
宗教語言：□無□基督教□天主教□佛教□道教□其他______
溝通語言：□國語□台語□客語□其他______</td></tr>
<tr><td>過敏物質</td><td colspan="8">藥物過敏：□無□不知道□有：______
食物過敏：□無□不知道□有：______
其他物質：______</td></tr>
<tr><td>過去病史及此次發病經過</td><td colspan="8">抽菸：□無□有______包／天；喝酒：□無□偶爾（應酬）□經常□每天
長期用藥：□無□有（藥名、劑量、時間）______
日期 ⟶
發病經過及治療</td></tr>
<tr><td>家庭狀況</td><td colspan="8">家族病史：□無□高血壓□心臟病□糖尿病□癌症□氣喘□血液病□癲癇□精神病□其他
（發病者：______）
入院後的主要照顧者：□配偶□父母□子女□看護□其他______
病患重要關係（決策）人：稱謂______，姓名______，聯絡電話：______
居住狀況：□獨居□與家人同住（與______同住）□與朋友同住□其他______</td></tr>
<tr><td>休息睡眠</td><td colspan="8">平時約入睡______小時□好
□不好：□白天打瞌睡□情緒不佳□倦怠□服用鎮靜安眠劑□其他</td></tr>
<tr><td rowspan="2">氧循環</td><td>胸腔</td><td colspan="7">胸廓對稱性：□正常□不正常對稱______
呼吸型態：□正常□呼吸過速□呼吸過慢□不規則呼吸______
咳嗽：□無□偶爾□經常；咳嗽能力：□自咳□需協助咳嗽□抽痰
痰液：□無□有（色______黏稠度______量：□多□中□少）
呼吸聲：□正常□減弱□囉音□喘鳴音□摩擦音
用氧情況：□無□Nasal□Mask(Simple、Ventri、Rebreathing)□插管□氣切□其他______</td></tr>
<tr><td>心血管</td><td colspan="7">脈搏頻率：□正常□過速（>100 次／分）□過緩（>60 次／分）□不規則
一般性活動引起心悸（呼吸困難）：□1°不會□2°輕度□3°嚴重□4°更嚴重（休息時就會）
心絞痛：□從未發生□1°劇烈活動時會□2°有壓力、飯後、冷天氣、走超過一層樓以上時會
□3°走一層樓時就會□4°輕微活動或休息時就會</td></tr>
</table>

<table>
<tr><td rowspan="2">活動運動</td><td colspan="2">活動能力(ADL) □0 級（可自行處理）
□1 級（需藉助於輔助工具）
□2 級（需他人協助）
□3 級（需藉助於轉助工具及需他人協助）
□4 級（自己無法執行，完全依賴他人處理）</td></tr>
<tr><td>肌肉系統：強度(POWER)：
□ □
□ □</td><td>5 分：可抗正常阻力做 ROM
4 分：抗中度阻力做 ROM
3 分：抗地心引力做 ROM
2 分：需去除地心引力做 ROM
1 分：可觸覺肌肉收縮，但肢體未移動
0 分：無法觸覺肌肉收縮</td></tr>
<tr><td>營養代謝</td><td colspan="2">理想體重：____Kg，與現在體重相較□過重□過輕[BW：♂=(BH−80)×0.7，♀=(BH−70)×0.6]
水腫情形：用拇指加壓顯出的凹陷□+1 很快回復□+2 需 10~15 秒回復
□+3 需 1 分鐘才回復□+4 需 2 分鐘以上才回復
進食方式：□正常□N-G Feeding□胃造瘻□腸造瘻□TPN□其他____________
進食情況：□正常□食慾減低□吞嚥困難□NPO□其他______________
食物禁忌：□無□有：______________________
口腔狀況：□正常□黏膜破損□咀嚼食物能力受損□其他_______________</td></tr>
<tr><td>排泄</td><td colspan="2">大　便：□正常□腹瀉□便祕□失禁□人工肛門□其他
小　便：□正常□失禁□頻尿□尿瀦留□排尿困難□血尿□尿少_________cc／天
□人工造瘻□導尿管□其他____________
其　他：□嘔吐□大量出汗□引流管____________</td></tr>
<tr><td>認知知覺</td><td colspan="2">意　識：GCS：E______V______M______
聽　力：□正常□重聽（□左□右）□失聰（□左□右）□助聽器（□左□右）
視　力：□正常□模糊（□左□右）□失明（□左□右）□近視（□左□右）
□老花（□左□右）□弱視（□左□右）
平衡感：□正常□步態不穩□眩暈□軟弱□不詳
皮膚狀況：□正常□褥瘡□外傷□病灶□蒼白□潮紅□發紺□黃疸□冰冷□其他_____
（部位：________程度________大小______×______×______CM）
疼痛剖面：正面　反面　疼痛情形：
0 ─ 10
不痛　非常疼痛</td></tr>
<tr><td>性生殖</td><td colspan="2">生殖器官外觀：□正常□異常分泌物□疾病
女性病人：每月定期乳房自我檢查：□是　□否
乳　房：□正常□觸診有硬塊□異常分泌物□皮膚完整性受損
月　經：□正常□停經□不規則
定期 Pap Smear：□是　□否</td></tr>
</table>

主護護士：____________

護理記錄

姓名		病歷號碼		床號		□男 □女	出生日期	年 月 日 歲

年 月 日	時間	焦 點	D A R T 護 理 記 錄

出院準備護理指導計畫單

姓名		病歷號碼		床號		□男 □女	出生日期	年　月　日　歲

壹、出院準備服務需求：

計分／項目	0	1	2	得分
1. 意識狀態	清醒	混亂無自我表達能力	@昏迷	
2. 活動能力(ADL)	完全自理（0級）	需協助（1.2.3.級）	@完全依賴（4級）	
3. 進食	自理	需協助	@管灌食，TPN	
4. 大小便控制	自控	使用尿布（尿套）	@導尿管（間歇性導尿）	
5. 呼吸型態	自行呼吸	@人工氣道	@呼吸器使用	
6. 氧氣需求	不需	活動時需要（偶爾）	@休息時需要（常常）	
7. 壓瘡	無	1、2度	@3度以上	
8. 營養狀態	正常(Albumin>3.0)	尚可(Albumin2.5~3.0)	@差(Albumin<2.5)	
9. 疼痛控制程	無（1~2分）	中度疼痛（3~7分）	@重度疼痛（8~10分）	

備註：@記號為“高危險群診斷之病患”，需轉介出院準備服務計畫員(Discharge planner)

貳、出院準備護理指導項目：

項目		解決方式		參與人員			計畫執行		
		轉介	住院服務	病人	家屬	看護	衛教單張／日期	口頭說明／日期	回覆示教／日期
一、健康認知指導	□A. 疾病的認識及日常保健								
	□B. 常見疾病併發症教導與預防								
	□C. 藥物使用及副作用指導								
	□D. 預防感染措施、感染症狀及處理指導								
	□E. 預防出血措施的指導								
	□F. 傷口照護的指導								
	□G. 引流管照護的指導								
	□H. 造瘻口照護的指導								
	□I. 疼痛的處理								
	□J. 癌症篩檢認識與指導 (BSE、Pap smear…)								
	□K. 口腔及肛門黏膜的照護								
	□L. 其他								

項目		解決方式		參與人員			計畫執行		
		轉介	住院服務	病人	家屬	看護	衛教單張／日期	口頭説明／日期	回覆示教／日期
二、營養	☐A. 疾病飲食指導								
	☐B. 鼻胃管灌食指導								
	☐C. 血糖監測或胰島素注射方法指導								
	☐D. 吞嚥訓練								
	☐E. 其他								
三、氧循環	☐A. 抽痰或背部叩擊方法的指導								
	☐B. 氣切套管護理與指導								
	☐C. 呼吸器護理與指導								
	☐D. 使用 O_2護理與指導								
	☐E. 其他								
四、活動	☐K. 口腔及肛門黏膜的照護								
	☐A. 居家環境安全的指導								
	☐B. 居家環境安全的指導								
	☐C. 翻身、壓瘡預防及臥位擺放之指導								
	☐D. 輪椅、助行器及其他輔助器材使用指導								
	☐E. 沐浴、床上擦澡、洗頭、穿衣的指導								
	☐F. 術後活動的指導								
	☐G. 其他								
五、排泄	☐A. 留置尿管護理與指導								
	☐B. 會陰沖洗指導								
	☐C. 自我導尿技術指導								
	☐D. 大小便失禁處理指導								
	☐E. 排便訓練								
☐六、性生活指導									
☐七、心理、社會相關問題指導									
☐八、死亡問題的探討									

主護護士：________

日期：____年____月____日

住院口服藥物治療記錄單

姓名		病歷號碼		床號		□男 □女	出生日期	年 月 日 歲

開始／停止	藥物／劑量／途徑	日期／簽名／時間							

出院病歷摘要

病歷號：　　　　姓名：　　　　　　　　　　第　　頁

性別：	出生日期：
地址：	電話：
入院日期：	病床：
轉出日期：	住院天數計　　日，第　　次住院

入院診斷(Admission Diagnosis)

出院診斷(Discharge Diagnosis)

主訴(Chief Complaint)

病史(Brief History)

體檢發現(Physical Examination)

手術日期、方法及所見(Operation)

住院治療經過(Course and Treatment)

併發症(Complications)

檢查記錄：一般檢查(Laboratory)

檢查記錄：特殊檢查(Laboratory)

放射線報告(Radiology)

病理報告及解剖所見(Pathology)

轉出時情況(Discharge Status)

其　　他(Others)

出院指示與用藥(Recommendations & Medications)

主治醫師：__________
(Attending Physician)

住院醫師：__________
(Resident)

急 診 病 歷

檢傷分類(Triage)　　　　檢傷分級：I　II　III　IV

姓　名		病歷號碼		年齡		□男□女	電話	
到院日期	年　月　時	曾否來院就診□是□否　體重：　公斤（小兒科）						
生命徵象	血壓：　脈搏：　呼吸：　體溫：　℃							
Impression or Diagnosis:								
Chief complaint:								
Past history:								
Allergy:								
Medical disease:								
Operation:								
Previous Admission (Date/Dx/Hosp):								
Present Illness:								
(Associated symptoms & Signs)								

<table>
<tr><td colspan="3">Physical Examination:</td></tr>
<tr><td colspan="2">Consciousness: E V M</td><td>Pupils:</td></tr>
<tr><td>Conjunctiva:</td><td>Sclera:</td><td>Tongue:</td></tr>
<tr><td>Neck:</td><td>Jugular vein:</td><td>Trachea: deviation( )</td></tr>
<tr><td colspan="3">Chest: Heart:</td></tr>
<tr><td colspan="2">Symmetricity:</td><td>Murmur:</td></tr>
<tr><td colspan="2">Breathing Sound:</td><td>Rhythm:</td></tr>
<tr><td>Abdomen:</td><td colspan="2" rowspan="11">skin turgor & Apperance</td></tr>
<tr><td></td></tr>
<tr><td>Extremities:</td></tr>
<tr><td>Skeletal:</td></tr>
<tr><td>Peripheral Pulse:</td></tr>
<tr><td>Digital(Anal tone):</td></tr>
<tr><td></td></tr>
<tr><td></td></tr>
<tr><td>Neurological Examination:</td></tr>
<tr><td></td></tr>
<tr><td></td></tr>
<tr><td colspan="3">Lab & Radiology Findings:</td></tr>
<tr><td colspan="3"></td></tr>
<tr><td colspan="3"></td></tr>
<tr><td colspan="3">Consultation:</td></tr>
<tr><td colspan="3"></td></tr>
<tr><td colspan="3"></td></tr>
<tr><td colspan="3">Disposition:</td></tr>
<tr><td colspan="3"></td></tr>
<tr><td colspan="3"></td></tr>
<tr><td colspan="3"></td></tr>
</table>

麻醉術前訪視單
PRE-ANESTHESIA NOTE

年　月　日填

姓名		病歷號碼		床號		□男 □女	年齡	

BW: kg. BP: mmHg
NPO since:
Medical history:
Past operations　Date(year)　Type of anesthesia　Complications
Allergies:
Current medications:
Positive Physical Findings:
Positive Laboratory Findings:
Pre-op Diagnosis:
ASA Physical Status:　Remarks:
Surgical Plan:
Anesthesia Plan:
(G/A, R/A, IV/A,
MAC, PCA)
Anesthesiologist:
Hospital ID NO.:

麻醉記錄單
ANESTHESIA RECORD

Anes No | WARD | DATE | CHART.NO.

NAME	SEX	AGE	Wt	Ht	BODY SURFACE	BODY TYPE	PHYSICAL STATUS	PRE-OP. CONDITIONS

PRE.OP DIAGNOSIS | Hgb | Hct | K | Na | PATIENT I.D. CHECKED BY

OP PERFORMED | PREMEDICATION (DRUG, DOSE, TIME)

TECHNIC
GENERAL TUBE ☐
MASK ☐
I.V. ☐
REGIONAL SPINAL ☐ POSITION ANES LEVEL
EPIDURAL ☐ NEEDLE SIZE CONTINUOUS
N. BLOCK ☐ PUNCTURE SITE PARESTHESIA
DRUG, DOSE CSF
OTHERS ☐

SURGEONS | CIRC NURSE
ANESTHESIOLOGISTS | NURSE ANESTHETIST
ESTIMATED BLOOD LOSS | URINE OUTPUT | FLUID GIVEN | BLOOD GIVEN
TOTAL

AGENT: HALOTHANE, ETHRANE, ISOFLURANE, N_2O, O_2

INDUCTION

FLUID
FLUID
BLOOD
TIME

TEMP, B.P. mmHg, H.R. MIN

°C	
	240
38	220
36	200
34	180
32	160
30	140
28	120
26	100
24	80
22	60
20	40
18	20
	10

URINE
RESP. Spon. Asst. Cont.
REMARKS

MONITORS
1. E.K.G.
2. TEMP.
3. ART.
4. C.V.P.
5. END TIDAL CO_2
6. DOPPLER
7. O_2M
8/ OTHERS

POSITION
1. SUPINE
2. LATERAL(R)(L)
3. SITTING
4. FOWLER
5. TRENDEL.
6. LITHO.
7. PRONE

LAB. DATA

TIME				
Hb				
pH				
PCO_2				
PO_2				
HCO_3				
TCO_2				
BE				
SBE				
SAT				
SBC				
FiO_2				
Na				
K				
Cl				
Ca				
Sugar				

麻醉術後訪視單
ANESTHESIA DISCHARGE SUMMARY

年 月 日填

姓名		病歷號碼		床號		□男 □女	年齡	

BP: mmHg

PAR score:

	Yes	No
Patient awake:	______	______
Post anesthetic complication:	______	______
Vital sign stable:	______	______
Nausea:	______	______
Laryngeal reflex(+):	______	______
Vomiting:	______	______
Regional block		
Sensation:	______	______
Motor:	______	______

Others:

Pain Treatment: Narcotic i.m.( ) Narcotic i.v.( )

Epimat( ) PCA( ) No( )

Send to: E. R. ( )

Ward ( )

ICU ( )

Home ( )

手術室記錄單
Operation Room Record

執行日期　年　月　日

姓名		病歷號		床號		□門診	□急診	時段		診	號
□男 □女	出生　年　月　日	科別代號		醫師代號		□健保	□自費	□員工	□員眷	□特約	
麻醉方式		流動護士		手術開始時間：	年　月　日　時　分						
麻醉醫師		刷手護士		手術結束時間：	年　月　日　時　分						

術前診斷	
臨床發現	
術後診斷	

手術名稱	手術編號	主刀	副刀	點數
1.				
2.				
3.				
4.				
5.				

失血量		病患狀況		先前病理切片號碼	
檢體					

分類	Small 小<5cm	Medium 中>5cm	Large 大	超大件	Liver biopsy	電子顯微鏡檢查	骨髓(Marrow)
	25001　件	25002　件	25003　件	25004　件	25005　件	25014　件	25019　件

Operative Findings:

醫師簽名		代　號

批價員		電腦編號		費用合計	

產科住院記錄

姓名__________年齡________經產狀況__________________病歷號__________

床號__________________預產期___________住院日期：__年__月__日__時__分

見紅或流血：____年____月____日____時____分

破　　水：____年____月____日____時____分，□自然破水，□人工破水。

產痛開始時間：____年____月____日____時____分，□自然，□引產。

引產原因：____

引產方式：_________________________________時間：______________

住院身體檢查：

體重：____公斤，身高____公分，血壓____毫米水銀柱，脈搏__／分，呼吸率__／分

皮膚、頭髮、指甲：________________________　腹　　部：____________________

胸　　　　廓：________________________　神經反射：____________________

肺　　　　部：________________________　水　　腫：____________________

心　　　　臟：________________________　陰道流血：____________________

產科狀況：

胎　　位：________　先露部：________　□固定　□浮動，胎心率：______／分。

懷孕週數：______週，目前狀況____

子宮低高度：恥骨聯合上______________公分　　胎重評估：________公克重

宮頸狀況：子宮頸消失(Effacement)_______________，子宮頸擴張：________公分

實驗數據：VDRL：□陰性　□陽性；B型肝炎抗原(HBsAg)：□陰性　□陽性

德國麻疹抗體：____________；血紅素：________公克／100公撮

診　　斷：

產程及生產情況之預測：

治療計畫：

醫師：　　　　　日期：　　年　　月　　日

產科出院摘要

姓名__________年齡________經產狀況__________________病歷號__________

病房______病床________預產期____________住院日期：__年__月__日__時__分

身體檢查：

肺部：□清晰，□其他________________

心臟：□正常，□其他________________

乳房：□腫脹，□柔軟，□授乳，□未授乳，□發炎。

腹部：□腹部柔軟且腸蠕動音正常，□其他________________

產科狀況：

子宮底狀況：□硬，□柔軟。

子宮底位置：________公分＋恥骨聯合上。

會陰：□癒合良好，□腫脹，□血腫，□膿瘍。

下腹：□無痛，□水腫，□其他____________________________________

惡露：□稀少，□中等，□多量，□其他____________________________

惡露顏色：□紅色，□黃色

女陰切開部位：□癒合，□分離□裂開，□無，□其他________________

產程及生產狀況：

日　　期：____年____月____日____時____分。

產　　痛：□自然，□引產。

產程狀況：□正常，□延長。

總產程時間：________日________時________分。

破水狀況：□自然破水，□人工破水。

止痛劑使用：□無，□有（說明）：____

麻醉劑使用：□無，□有（說明）：____

生產方式：□自然生產，□骨位產，□剖腹生產，□產鉗，□其他____________________

輸卵管結紮：□無，□有（方法）：____

剖腹生產方式：□子宮下段，□Kerr's method，□Kröning method，□子宮上段，□其他___

剖腹生產原因：____

併　發　症：□無，□有（說明）：____

盲腸切除術：□有，□無。

妊娠毒血症：□子癇症，□子癇前症，□其他____________________________________

新生兒：□男性，□女性，□性別未定，□死產，□新生兒死亡。

包皮割除：□有，□無。

產後過程：□平穩，□發燒，□其他____

複診時間：□三天後，□一週後，□三週後，□六週後。

醫師：　　　　　　　　日期：　　年　　月　　日

婦科超音波檢查申請報告表

<table>
<tr><td>姓　名</td><td></td><td>性別</td><td></td><td></td><td></td><td></td><td>請求
日期</td><td>年　月　日</td><td rowspan="2">計價收費人員</td></tr>
<tr><td>病歷號</td><td></td><td>年齡</td><td></td><td>健
保</td><td>自
費</td><td>其
他</td><td>請求
醫師</td><td></td></tr>
<tr><td>電　話</td><td></td><td>住址</td><td colspan="7"></td></tr>
</table>

Menstrual Hx: Menarche______Regularity______Duration______L.M.P.______P.M.P______

Obs. Hx: Gravida______Para______Alive______Abnormal pregnancy ______________

Lab findings: H.C.G. test________(titer______) Others: ______________________________

Brief history and physical findings:

Tentative diagnosis:

Requested by:

Report:

Sona findings:

Sonar Impression:

Suggestion:

Reported by: Date:

FOLLOW UP:

醫院	姓名：	□男	放射線診斷科會診單（一般檢查）	年 月 日 填
	病歷號碼	□女		
	檢查日期： 年 月 日 歲	填單日期 年 月 日	科	□門診 □急診 床號_ _ _ _

Pertinent clinical history, operation, physical findings and clinical impression:

Request by Dr:______________

X 光檢查報告

Dr:______________

Technician:______________

□急件 □Portable

CHEST
01 □PA 02 Lat □L □R
03 AO □L □R
04 □Lordotic
05 Decubitus □L □R

RIBS 06 □L □R
STERUM 07 □
SHOULDER
08 AP □L □R □both
09 Lat □L □R □both
10 Axial □L □R □both
SCAPULAR
11 AP □L □R □both
12 Lat □L □R □both
CLAVICLE
13 AP □L □R □both
14 Axial □L □R □both

ABDOMEN
15 Standing □
16 Supine □
17 Decubitus □L □R
KUB 18 □
PELVIS 19 □AP □Frog □both
20 Pelvimetry □

HIP JOINT
21 AP □L □R
22 Lat □L □R
23 Cross table □L □R
FEMORAL NECK
24 AP □L □R □both
25 Lat □L □R
26 Cross table □L □R

C.SPINE 27 □AP □Lat □both
28 Oblique □L □R □both
29 □Flexion □Extension □both
30 □4-view 31 □6-view
NECK(soft tissue)
32 □AP □Lat □both
ODONTOID process 33 □
T.SPINE 34 □AP □Lat □both
T-L SPINE 35 □AP □Lat □both
L.SPINE 36 □AP □Lat □both
37 Obique □L □R □both
38 □4-view
L-S SPINE 39 □AP □Lat □both
40 Oblique □L □R □both
41 □4-view
SACRUM 42 □AP □Lat □both
COCCYX 43 □AP □Lat □both
SACROILIAC 44 □AP □Lat □both
WHOLE SPINE
45 Standing AP □Lat

HAND AP & Obl 46 □L □R
WRIST AP & Lat 47 □L □R
48 deviation □L □R
49 □4-view □6-view
FOREARM AP & Lat 50 □L □R
ELBOW AP & Lat 51 □L □R
HUMERUS AP & Lat 52 □L □R

FOOT AP & Lat 53 □L □R
ANKLE AP & Lat 54 □L □R
CALCANEUS
55 Axial & Lat □L □R
KNEE AP & Lat 56 □L □R
57 Merchant □L □R □both
58 Stress □L □R □both
LOW LEG AP & Lat 59 □L □R
FEMORAL SHAFT AP & Lat
60 □L □R

SCANOGRAPHY
61 □Spot 62 □Split
SKULL 63 □AP____□PA____
64 Lat □L □R
65 □Basal 66 □4-view
67 □Stereo Water's
68 □Water's 69 □Tangential
SELLA TURCICA □70
NASAL BONE □71
SINUS □72 STENVER's □73
MASTOID □74
T.M JOINT bilateral □75
MANDIBLE 76 □PA
77 PA & Lat □L □R □both
OPTIC CANALS □78
ZYGOMATIC ARCH □79

OTHER: ______________________________
____

合計項數：

				批價員		總金額	
35×43- 張	30×35- 張	20×25- 張	18×24- 張				
30×40- 張	24×30- 張	30×90- 張	10×12(in)- 張				

醫院	姓名：	□男	放射線診斷科會診單（特別檢查）	預約日期	年 月 日
	病歷號碼	□女		塡單日期	年 月 日
	檢查日期： 年 月 日 歲	科別		病患家中電話		檢查醫師	

Special Examinations（請說明檢查部位或器官） Examination Region(s):

□ Computed Tomography

□ Magnetic Resonace Imaging

□ Angiography

Ultrasonography

□M23-034-X Abdominal ultrasound

□M23-042-X Echo-guided Biopsy

□M33-001-X Others

□ X75-784 Mammography

□ X75-975 Bone Densitometry

□ Other Examinations:

核收及對費		批價		總金額	

□ 曾在本院照過X光片　□ 未曾在本院照過X光片

Pertinent clinical history, operation, physical findings and clinical impression:

Request by Dr:__________________

X光檢查報告

Dr:__________________

Technician:__________________

編號：＿＿＿＿＿＿＿＿

超音波檢查報告單

健保	自費	其他	

□腹部 □乳房 □甲狀腺 □其他＿＿＿

	收費類別	批價員簽章
姓名＿＿＿ 男・女＿＿歲 病歷號碼＿＿＿	□ 緊急	
電話＿＿＿ 床 號＿＿＿	□ 常規	
主訴&病史 ＿＿＿＿＿＿＿＿	□＊19001C Abdomen	
＿＿＿＿＿＿＿＿	□ 19005B Breast	
＿＿＿＿＿＿＿＿	□ 19005B Thyroid	
	□ 19005B Micellaneous	
請求醫師＿＿＿＿ ＿＿年＿＿月＿＿日	□ 19006B Sonaguide aspiration	
	□ 19007B Sonaguide biopsy	

SONAR FINDINGS:

1.Liver

2.Intrahepatic Bile Duct

3.Common Bile Duct

4.Gall Bladder

5.Portal Vein

6.Pancreas

7.Spleen

8.Kidney

9.Breast

RT. LT.

10.Thyroid

11.Others:

DIAGNOSIS:

ADVISE: Examiner: Date: 年 月 日

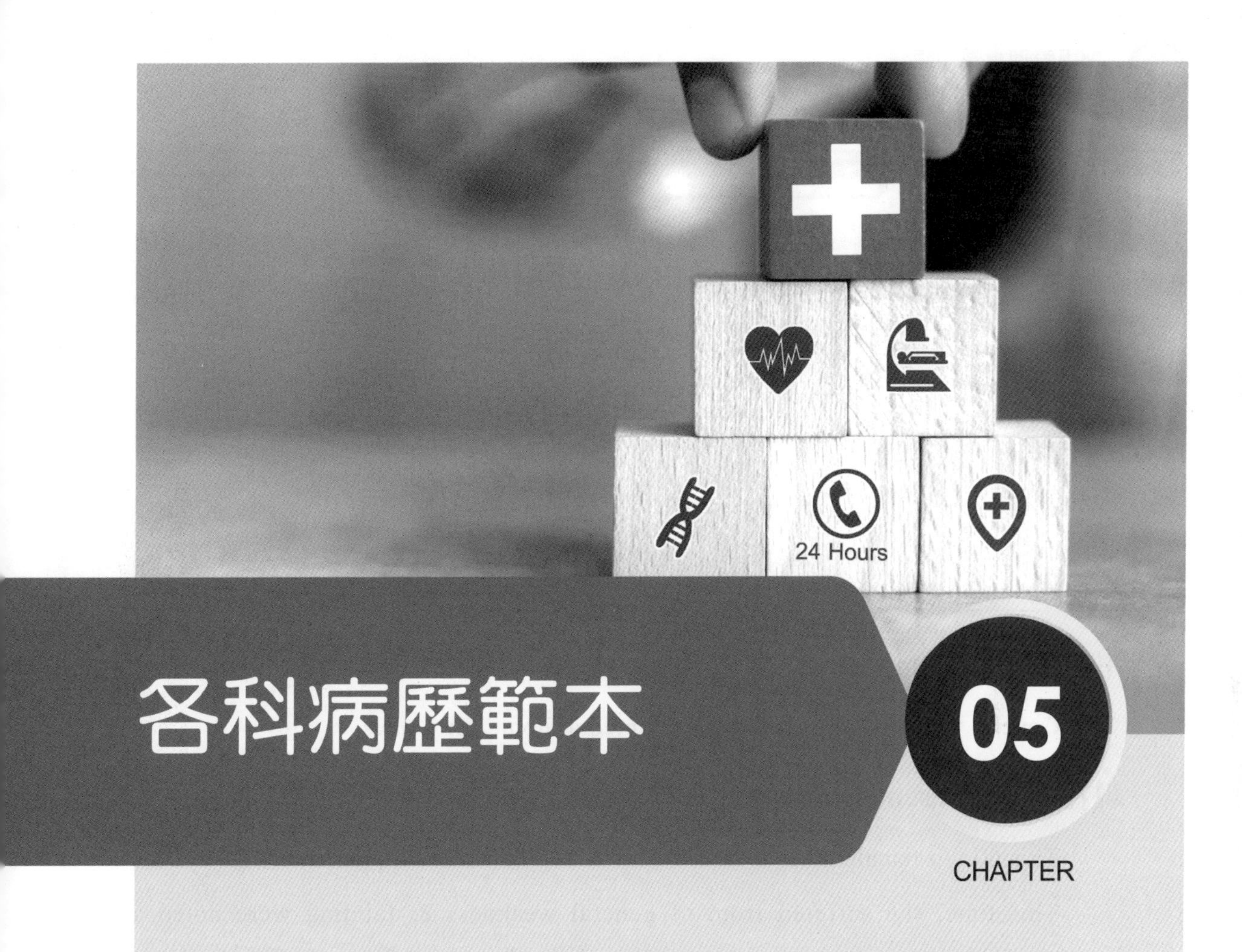

各科病歷範本

05

CHAPTER

本章提供各科病歷閱讀參考，以醫院實際病歷供學生及讀者了解如何學習將前面所學的醫學字彙運用在閱讀病歷，在每一病歷閱讀結束後皆有一些練習題，學生及讀者可試著練習，進而可了解自己在閱讀病歷方面的能力，同時，老師也可因學生練習時發現學生在閱讀實際病歷上有無困難，以協助學生並指導學生學以致用。

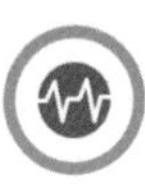

一、內科（胃腸科）

入院記錄
ADMISSION NOTE

病歷號碼：	床號：
姓名：張XX	性別：女
年齡：60	出生年月日：○○○○年6月2日
入院日期：○○○○年1月5日	胃腸科

主訴(Chief Complaints)

General weakness & fainting were noted at home for 4 days.

現在病症(Present Illness)

This 60 y/o female p't is a case of H/T & regular follow up at CV OPD.

This time, she suffered from of general weakness & fainting were noted at home for 4 days, so she was sent to ER for help, Lab data: Hb: 4.3 g/dL BUN/Cr: 65.6/2.0 mg/dL was found, she was admitted for further evaluation & treatment.

家族病史(Family History)

Nil.

個人病史(Personal History)

Alcohol drinking: nil

Smoking: nil

出生前及後病史(Pre & Post Natal History)

Nil.

預防接種(Immunization)

Nil.

（續下頁）…

（續上頁）…

過去病史(Past History)

H/T(+).

系統整理(Systems Review)

General: weak.

Head: np.

Eyes: np.

Nose: np.

Cardiovascular: np.

Gastrointestinal: epigastralgia(+).

Genitourinary: np.

Immunologic: np.

Neurologic: np.

Psychiatric: np.

理學檢查(Physical Examination)

1. General condition:

   The patient is a well-developed and moderately nourished adult female with chronic ill-looking, con's alert, GCS: $E_4M_6V_5$.

2. Vital sign:

   TPR: 36.4/60/20　　BP: 119/64 mmHg

3. Head:

   normal configuration
   no deformity　　no trauma, no scalp lesion

4. Eyes:

   eyelids: no ptosis, no swelling
   eyeball: free movement

（續下頁）…

（續上頁）…

cornea: no ulcer
conjunctiva: pale
sclera: anicteric

5. Ears:
   - no hearing impairment
   - no otorrhea
6. Nose:
   - no rhinorrhea
   - no epistaxis
   - no nasal polyp
   - no anosmia
7. Mouth:
   - lips: no cyanosis, no ulcer
   - gingiva: no ulcer, no bleeding spots
   - mucous membrane: no ulcer, no bleeding spots
8. Throat:
   - uvula: normal
   - no throat injection
   - no tonsil enlargement
9. Neck:
   - supple
   - no stiffness
   - no goiter
   - no surgical scar
   - no carotid bruits
   - no JVE
   - no palpable LN or mass
10. Chest:
    - inspection:
      - no chest wall deformity, symmetrical and full expansion
    - auscultation:
      - clear breathing sound
      - no rales
      - no wheezing
      - no rhonchi
    - palpation:
      - no chest wall deformity
    - percussion:
      - no area of dullness or hyperresonance

（續下頁）…

（續上頁）…

11. Heart:

inspection:

PMI: 5th intercostal space, lateral to left middle clavicle line/not visible

auscultation:

regular heart beats	normal heart sound
normal S_1, S_2	no S_3, S_4
no murmur	no gallop rhythm

palpation:

no heave	no thrill

percussion:

no enlarged heart contour on percussion

12. Abdomen:

inspection:

ovoid in shape	no hernia
on superficial vein engorgement	
no surgical scar	no spider angioma

auscultation:

no shifting dullness	no fluid wave
normoactive bowel sound	no renal bruits

palpation:

soft

no muscle guarding	no tenderness
no rebounding pain	no palpable mass
no hepatomegaly	no splenomegaly

percussion:

no shifting dullness	no fluid wave

（續下頁）…

（續上頁）…

13. Back and spine:

straight	no deformity
normal curvature	no tenderness
C-V angle knocking pain(−)	

14. Extremities:

no deformity	no cyanosis
no pitting edema	no clubbing fingers or toes
on surgical scar	flapping tremor(−)

15. Skin:

warm and dry	no dehydration
no discoloration	no abnormal pigmentation
palmar erythema(−)	

16. Pelvis and exogenitalia:

grossly normal	no inguinal hernia
no abnormal discharge	

17. Rectum:

hemorrhoid(−)	no palpable mass
yellow-stool	

特殊發現(Specific Finding)

HE 檢驗項目	單位	1/5	1/6
HCT	%	14.7	
HGB	g/dL	4.3	
Ht	%		17.1
Lymph	%	8	
MCH	pg	18.6	
MCHC	%	29.7	
MCV	fL	62.6	
Mono	%	10	
N-Band	%	1	
N-seg	%	81	
Platelet	10^3/uL	408	
RBC	10^6/uL	2.34	
WBC	10^3/uL	10.1	

（續下頁）…

‧(續上頁)…

SC 檢驗項目	單位	1/5
B.U.N.	mg/dL	65.6
Creatinine	mg/dL	2.0
GOT	IU/L	17
GPT	IU/L	20
Glucose(spot)	mg/dL	136
K	meq/L	3.4
Na	meq/L	137

臨床臆斷(Impression)

1. Anemia, R/O GI bleeding.
2. H/T.

處理計畫(Plan of Management)

1. Blood transfusion with Packed RBC (had done at ER).
2. Recheck CBC after blood transfusion.
3. Close watch for vital sign and keep vital sign.
4. Arrange endoscopy.
5. Routine Biochemistry Exam and CXR EKG.

主治醫師：____________
(Attending Physician)

住院醫師：____________
(Resident)

出院病歷摘要
DISCHARGE SUMMARY

性名：張ΧΧ 性別：女 出生日期：○○○○年6月2日
床號： 地址： 電話：
轉入醫院：
入院日期：○○○○年1月5日 胃腸科
轉科（床）：
出院日期：○○○○年1月8日

入院診斷(Admission Diagnosis)

1. Anemia, R/O GI bleeding.
2. H/T.

出院診斷(Discharge Diagnosis)

1. GU with SRH (signs of recent hemorrhage).
2. H/T.
3. Ischemic heart disease.
4. hyperlipidemia.

主訴(Chief Complaint)

General weakness & fainting were noted at home for 4 days.

病史(Brief History)

This 60 y/o female p't is a case of H/T & regular follow up at CV OPD. This time, she suffered from of general weakness & fainting were noted at home for 4 days, so she was sent to ER for help, Lab data: Hb: 4.3 g/dL BUN/Cr: 65.6/2.0 mg/dL was found, she was admitted for further evaluation & treatment.

手術方法及發現(Operation)

Nil.

（續下頁）…

（續上頁）…

住院治療經過(Course and Treatment)

After admitted:

1. Anemia R/O GI bleeding:
   ① Arrange Endoscopy: GU with SRH→medical treatment.
   ② Anemia: 1/5 Hb: 4.3 g/dL →blood transfusion→1/8 Ht: 30.9%.
2. Ischemic heart disease→medicine with Sorbitrate use.
3. After medical treatment, the p't condition smooth, malaise improved no bleeding sign→MBD & OPD F/U.

合併症(Complications)

Nil.

檢查記錄：一般檢查(Laboratory)

HE 檢驗項目	單位	1/5	1/6	1/7	1/8
HCT	%	14.7			
HGB	g/dL	4.3			
Ht	%		19.9	23.2	30.9
Lymph	%	8			
MCH	pg	18.6			
MCHC	%	29.7			
MCV	fL	62.6			
Mono	%	10			
N-Band	%	1			
N-seg	%	81			
Platelet	10^3/uL	408			
RBC	10^6/uL	2.34			
WBC	10^3/uL	10.1			

SC 檢驗項目	單位	1/5			
B.U.N.	mg/dL	65.6			
Creatinine	mg/dL	2.0			
GOT	IU/L	17			
GPT	IU/L	20			
Glucose(spot)	mg/dL	136			
K	meq/L	3.4			
Na	meq/L	137			

（續下頁）…

（續上頁）…

UR 檢驗項目	單位	1/7			
Bacteria		－			
Bilirubin		－			
Cast		－			
Crystal		－			
Epith Cell		0-1			
Glucose	g/dL	－			
Ketone		－			
Nitride		－			
Occult Blood		－			
Protein	mg/dL	－			
RBC		0-1			
Sp. Gr.		1.010			
Urobilinogen	E.U/dL	0.1			
WBC		0-1			

檢查記錄：特殊檢查(Laboratory)

○○○○/1/6 Endoscopy: GU with SRH.

放射線報告(Radiology)

檢查類別：一般 X 光檢查(○○○○/1/5 15:22:48)：As report.

病理報告及解剖所見(Pathology)

Nil.

其他(Others)

Nil.

出院時情況(Discharge Status)

改門診治療。

出院指示與用藥(Recommendations and Medications)

LOSEC 1# PO QD×6 days.

主治醫師：＿＿＿＿＿＿　　　　住院醫師：＿＿＿＿＿＿
(Attending Physician)　　　　(Resident)

◉ 練習題

EXERCISE

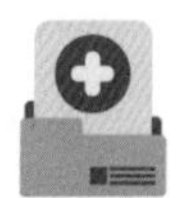

(　) 1. 張女士的目前症狀不含：

(a)全身虛弱　(b)高血壓

(c)貧血　(d)心臟衰竭

(　) 2. 由身體檢查可知：

(a)瞳孔大小不一　(b)呼吸聲有囉音

(c)上胃痛　(d)一切正常

(　) 3. 張女士在住院期間曾有過的治療或檢查，下列何者為非：

(a)內視鏡檢查　(b)抽血檢查

(c)超音波檢查　(d)輸血

(　) 4. 請問張女士由何處入院？

(a)急診處　(b)門診

(c)轉診　(d)轉科

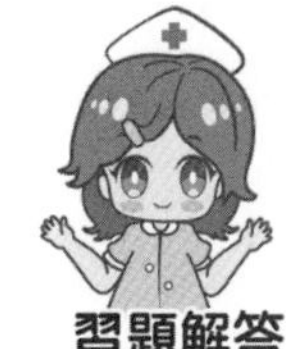

習題解答 QR code

二、內科（胸腔科）

出院病歷摘要
DISCHARGE SUMMARY

姓名：賴××　　性別：男　　出生日期：○○○○年6月2日
床號：　　地址：　　電話：
轉入醫院：
入院日期：○○○○年5月11日　　胸腔科
轉科（床）：
出院日期：○○○○年5月15日

入院診斷(Admission Diagnosis)

1. COPD.
2. Herpes zoster over right flank.

出院診斷(Discharge Diagnosis)

1. COPD.
2. Herpes zoster over right flank.

病史(Brief History)

This 74-year-old male with past history of Hepatitis B, DU, BPH, herpes zoster was admitted via ER due to cough with yellowish sputum for 10 days.

According to the statement of patient himself and his family. About 20 days prior to this admission, he suffered from multiple papules and vesicles over right flank. Then he went to LMD for help, and herpes zoster was told, and received medication therapy, but in vain. So he want to 小丸子醫院 for help, but symptom not improved. He was suggested to our OPD for help and received medication therapy and symptom improved. Then days ago, cough with yellowish sputum attacked, headache, dizziness, insomnia, poor intake were noted. One day prior this

（續下頁）…

（續上頁）…

admission, he suffered from vomiting many times. Then he was sent to our ER for help, in our ER, CBC revealed white count 13100×10^3/uL, no anemia, or thrombocytopenia. CRP elevated markedly (11.01 mg/dL). Serum biochemistry for liver function, GOT/GPT: 25/40 IU/L, PE: coarse breathing sound and wheezing over bil, lung field. Under the impression of COPD, he was admitted for further evaluation and management.

Throughout the whole course of present illness, there were no fever, no chest pain or distress, but cough with yellowish sputum, wheezing were noted.

理學檢查(Physical Examination)

1. General appearance: acutely ill, well developed and nourished.
2. Mental state: alert and well oriented.
3. Vital signs: BP: 115/74 mmHg, BT: 36.3℃, PR: 119/min, RR: 20/min.
4. Perfusion and oxygenation status: warm of peripheral limbs, no cyanosis.
5. Integument:
   Skin: no jaundice, well turgor, no eruptions, no petechiae, no rash.
   Nails: color (normal), no clubbing digit.
   Hair: black and normal distribution.
6. HEENT:
   Head:no tenderness or scars, normal configuration.
   Eyes:
   ① General: no exophthalmos.
   ② Lids: no ptosis.
   ③ Sclerae: no icteric, no hemorrhage, no petechia.
   ④ Cornea: no scars, no ulcerations.
   ⑤ Pupils: normal appearance, prompt to light reflex.

   Ears: no tophus, or discharge.
   Nose: no congestion, no watery like discharge, no polyps, no sinus tenderness, no epistaxis, no deformity.

（續下頁）…

（續上頁）…

Mouth and Throat: well hygiene.

Lips: pink color, no cyanosis.

Mucous membranes and gingivae: no ulceration, or pigmentation.

Tongue: red color, no deviation, or ulceration.

Pharynx: no tonsils enlargement.

7. Neck:
   ① General: supple, no notion limited.
   ② Carotid pulses: regular (78/min), normal amplitude, no bruits.
   ③ Jugular vein: no engorgement, veinous pressure measured at approximately 2cm with vertical height from sternal angle.
   ④ Thyroid: no palpable nodules, no bruits.
   ⑤ Trachea: central position.
   ⑥ Mass or nodes: not found.
8. Chest and Lungs:
   ① Inspection: normal thoracic cage, normal expansion, no spider nevi.
   ② Palpation: normal tactile fremitus.
   ③ Percussion: resonance to both lung field.
   ④ Auscultation: coarse breathing sounds, wheezing, no rales, no rhonchi, no friction rub.
9. Heart:
   ① Inspection / palpation: PMI over the L't 4th ICS, mid-clavicular line, no LV heaves.
   ② Auscultation: regular rhythm, normal S_1, S_2, no splitting, S_3, S_4 or opening snap.
10. Abdomen:
   ① Inspection: no scars, spider nevi, or veinous engorgement.
   ② Auscultation: normoactive bowel sounds, no bruits.
   ③ Percussion: no shift dullness.
   ④ Palpation: epigastric tenderness, no Murphy's sign, soft, no muscle guarding, no rebounding pain, no mass.

（續下頁）…

（續上頁）…

11. Extremities:
    ① Upper: no deformity, fracture, atrophy, or weakness.
    ② Lower: normal muscle power, normal color and temperature of feet, no swelling deformity fractures edema, or varicose veins.
12. Joints Back and Spine: normal mobility and curvature, no tenderness, or scars.
13. Neurological examinations:
    ① Cranial nerve: normal.
    ② Motor system: normal muscle tone, normal muscle power.
    ③ Reflex: DTR: upper extremities (++), lower extremities (++).
    ④ Sensation: normal to touch, temperature and vibration.
    ⑤ Coordination: no spasticity, or ataxia.
14. Genitalis Anus and rectum: grossly normal, enlargement or prostate, no blood retention.

手術方法及發現(Operation)

Nil.

住院治療經過(Course and Treatment)

○○○○-05-11 admission.

1. On admission routine.
2. Bronchodilator: Aminophilline 2 Ample + N/S 500c.c. keep 15MD/min Ventolin 1 Ample inh. q6h.
3. Sputum: cytology, gram stain, TB culture, acid-fast stain.
4. Arrange EKG.
5. Consult dermatologist.
6. Symptoms therapy:

   ○○○○-05-12 Consult dermatologist for herpes zoster with soft-laser therapy.

   ○○○○-05-14 Arrange Pulmonary function test.

   ○○○○-05-15 Discharge and OPD F/U.

（續下頁）…

（續上頁）…

合併症(Complications)

Nil.

檢查結果(Laboratury)

Nil.

特殊發現(Specific Finding)

EKG 心電圖－sinus tachycardia.

微生物培養報告單－Gram stain:

Gram(+) coccus(in chain): 3+

Gram(–) bacillus: 3+

Neutrophil: 2+

出院時情況(Discharge Status)

chronically ill, 改門診治療.

出院指示(Recommendation)

Discharge and OPD F/U.

主治醫師：＿＿＿＿＿＿
(Attending Physician)

住院醫師：＿＿＿＿＿＿
(Resident)

◉ 練習題

EXERCISE

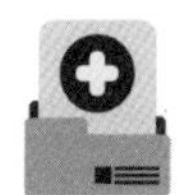

( ) 1. 賴先生未曾罹患下列何種疾病？

(a)B 肝 (b)攝護腺肥大

(c)十二指腸潰瘍 (d)高血壓

( ) 2. 賴先生此次由何處入院？

(a)門診 (b)急診

(c)轉診 (d)轉科

( ) 3. 賴先生此次入院未曾有何症狀？

(a)咳嗽 (b)呼吸有哮喘音

(c)昏迷 (d)頭痛

( ) 4. 賴先生此次因何入院？

(a)慢性阻塞性肺部疾病 (b)帶狀疱疹

(c)B 肝 (d)消化性潰瘍

三、外科（整形外科）

入院記錄
ADMISSION NOTE

病歷號碼：	床號：
姓名：林XX	性別：女
年齡：33 y/o	出生年月日：○○○○年6月2日
入院日期：○○○○年6月6日	整形外科

主訴(Chief Complaint)

Hypertophic scar over right hand with limitation of movement and deformity for several years.

現在病症(Present Illness)

According to the patient herself, the present illness should be traced back to several years ago, the patient had trauma hisotry with burn injury of whole body. Initially, the patient had received management at LMD. Unfortunately, the hypertophic scar over right hand with limitation of movement and deformity were noted. So, the patient had received several times of corrective operations at our hospital. Now, the patient recalled at our OPD and arranged to admit for further evaluation and managemet.

Throughout the whole course of present illness, there was no headache, dizziness, nausea, fever, chills, hemoptysis, epigastric pain , or syncope was noted. Bowel movement and urination were as usual.

過去病史(Past History)

Patient denied history of DM, hypertension or liver disease.

（續下頁）…

（續上頁）…

個人病史(Personal History)

Patient denied hisory of alcohlic drinking.
Patient deinied history of smoking.
Patient denied history of drug taking.

家族病史(Family History)

Her family had no history of genetic disease or cancer.

理學檢查(Physical Examination)

1. BP: 108/72mmHg BT: 36.6℃ PR:68/min RR:16/min.
2. Consciousness: clear & cooperative.
3. Head: grossly normal
   Eye: ok Conjunctiva: not anemic Sclera: not icteric Pupils: ok.
4. ENT: ok.
   Neck: supple LN: not palpable Thyroid: ok.
5. Chest: BS: clear.
6. Heart: regular heart beat no murmur.
7. Abdomen: soft, BS: normal active.
8. Extremities: abnormal（如圖）.

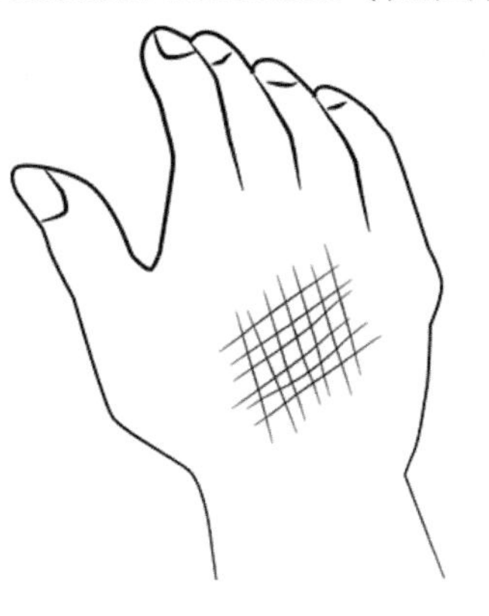

S/P skin graft $\bar{C}$ hypertrophic scar with limitation of movement stiffness of all finger's joint.
muscle power: ok
reflex: ok
skin: ok

（續下頁）…

（續上頁）…

臨床臆斷(Impression)

Burn Scar contracture of R't hand $\bar{C}$ deformity.

計畫(Plan)

1. Admission.
2. Release of scar & FTSG (full-thickness skin graft).
3. Release of scar & STSG (Spliy-thickness skin graft).

手術室記錄單
Operation Room Record

執行日期 0000 年 6 月 7 日

姓　名	林××	病歷號		床號		□門診	□急診	時段	□男☑女 診	號
□男☑女	出生0000年6月2日	科別代號				醫師代號			☑健保 □自費 □員工 □員眷 □特約	

麻醉方式	GA	流動護士		手術開始時間：0000年6月7日8時40分
麻醉醫師		刷手護士		手術結束時間：0000年6月7日10時05分

術前診斷	***Burn scar contracture of R't hand $\bar{C}$ deformity***
臨床發現	***Burn scar contracture of R't hand $\bar{C}$ deformity***
術後診斷	***Burn scar contracture of R't hand $\bar{C}$ deformity***

手術名稱	手術編號	主刀	副刀	點數
1.Release of scar contracture of R't 1st web space & dorsal hand				
2.Reconstruction FTSG 1st web space				
3.Reconstruction STSG dorsal hand				
4.On short arm splint				
5.				

失血量	***minimal***	病患狀況	***stable***	先前病理切片號碼	***Nil***

檢體	Nil

分類	Small 小<5cm 25001 件	Medium 中<5cm 25002 件	Large 大 25003 件	超大件 25004 件	Liver biopsy 25005 件	電子顯微鏡檢查 25014 件	骨髓(Marrow) 25019 件

Operative Findings:

⇒

Burn scar contracture & deformity of R't hand

⇒①Release of scar contracture 1st web space

→Reconstruction $\bar{C}$ FTSG $\bar{C}$ tie over

⇒②Release of scar contracture R't dorsal hand

→Reconstruction STSG & tie over

※Donor site: FTSG: L't abdomen

⇒Repair of Dexon

STSG: L't thigh

⇒③on short arm splint

□附OP材料、藥品表。

醫師簽名		代號

批價員		電腦編號		費用合計	

出院病歷摘要
DISCHARGE SUMMARY

姓名：林××　　性別：女　　出生日期：○○○○年6月2日
床號：
轉入醫院：
入院日期：○○○○年6月6日　　整形外科
轉科（床）：
出院日期：○○○○年6月14日

入院診斷(Admission Diagnosis)

Burn scar contracture of right hand with deformity.

出院診斷(Discharge Diagnosis)

Burn scar contracture of right hand with deformity.

主訴(Chief Complaint)

Hypertrophic scar of the right dorsal hand and first web space with limitation of movement for several months.

病史(Brief History)

Accordng to the patient herself, the present illness should be traced back to several years ago, when the patient had burn injury and received management at LMD. She had received several times of corrective operations, too. Now, she is arranged to admit for further evaluation & management.

理學檢查(Physical Examination)

Hypertrophic scar of R't dorsal hand and first web space with limitation of movement and deformity.

（續下頁）…

（續上頁）…

手術方法及發現(Operation)

○○○○-06-07: release of scar contracture, dorsal hand & first web space.

Reconstruction with STSG & tie over, dorsal hand.

Reconstruction with FTSG & tie over, first web space.

On short arm splint.

住院治療經過(Course and Treatment)

After admission, the patient had received operation with corrective deformity under GA. Then, patient had received changed dressing and medicine treatment at our ward. During the hospitalization, there was no complication or nosocomial infection. Lastly, the patient was discharged under stable condition.

合併症(Complications)

Nil.

檢查紀錄(Laboratory)

血液檢查：Hb: 13.2 g/dL　Ht: 40.2%　WBC: 6820×10^3/uL

RBC: 4.67×10^6/uL

Platelet: 320000×10^3/uL

其他(Others)

Nil.

心電圖報告(EKG)

Nil.

放射線報告(Radiology)

Nil.

（續下頁）…

（續上頁）…

病理報告(Pathology)

Nil.

出院指示(Recommadation)

OPD follow up.

主治醫師：____________
(Attending Physician)

住院醫師：____________
(Resident)

◉ 練習題

EXERCISE

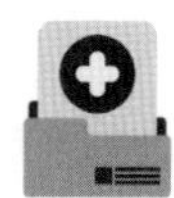

( ) 1. 林小姐手術麻醉是採用？

(a)全身麻醉 (b)半身麻醉

(c)局部麻醉 (d)呼吸道麻醉

( ) 2. 林小姐在院內期間未接受何種治療？

(a)換藥 (b)藥物治療

(c)手部夾板 (d)水療

( ) 3. 林小姐出院時為何種情況？

(a)有一項合併症 (b)併有院內感染

(c)痊癒出院且不需回診 (d)痊癒出院但需回診

( ) 4. 林小姐曾有過何種症狀或疾病？

(a)暈眩 (b)便祕

(c)外傷 (d)糖尿病

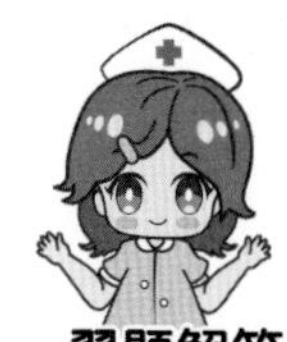

習題解答 QR code

四、外科（骨科）

入院記錄
ADMISSION NOTE

病歷號碼：　　　　　　　　床號：
姓名：陳××　　　　　　　　性別：男
年齡：26　　　　　　　　　出生年月日：○○○○年6月2日
入院日期：○○○○年7月30日

主訴(Chief Complaints)

Left ankle painful and swelling, ROM limited and eyelid open wound due to traffic accident.

現在病症(Present Illness)

This is a 26 years old male patient, who was admitted via ER due to left ankle painful, swelling and eyelid open wound after a traffic accident.

According to his description and ER record, he was quite well till this episode, he was brough to our ER for help. The X-ray reveald left ankle bimalleolar fracture and multiple pain was noted, he was brought to OR for emergent surgery.

家族病史(Family History)

Unknow.

個人病史(Personal History)

Occupation: N-P.
Habits: N-P.
Exercise: N-P.
Alcohol: (+)
Tea: (+)

（續下頁）…

（續上頁）⋯

Coffee: N-P.

Tobacco: (+)

Sleep: 6-8 hrs.

Drugs: SAH drug.

出生前及後病史(Pre & Post Natal History)

N-P.

預防接種(Immunization)

N-P.

過去病史(Past History)

Diseases: DM (–), HTN(–), SAH.

Operations: L't zygomatic fracture s/p ORIF.

Accidents: Traffic accident.

Allergies: NK.

系統整理(Systems Review)

1. General conditions:

   Fever: (–)　General malaise: (–)　Body weight loss: (–)

   Chills: (–)

2. Head:

   Headache: (+)　Dizziness: (–)　Trauma: (+)　Hair loss: (–)

   Skull Deformity: (–)

3. Eyes:

   Glasses: (–)　Congestion: (–)　Itching: (–)　Pain: (–)

   Ptosis: (–)　Blurred vision: (–)　Photophobia: (–)

（續下頁）⋯

（續上頁）…

4. Ears:

   Pain: (–) Discharge: (–) Hearing loss: (–) Vertigo: (–)

   Tinnitus: (–)

5. Nose:

   Epistaxis: (–) Discharge: (–) Anosmia: (–) DNS: (–)

6. Mouth:

   Dental caries: (–) Gum bleeding: (–) Gum hypertrophy: (–)

   Ulcer: (–) Limitation of tongue movement: (–)

7. Throat:

   Sore throat: (–) Hoarseness: (–) Tonsil enlargement: (–)

8. Neck:

   Stiffness: (–) Torticollis: (–) Abnormal mass: (–)

   Goiter: (–) JVE: (–)

9. Respiratory:

   Cough: (–) Chest Pain: (–) Dyspnea: (–) Edema: (–)

   Sputum: (–) SOB: (–) Hemoptysis: (–)

10. CV:

    Palpitation: (–) Tachycardia: (–) Bradycardia: (–)

    Orthopnea: (–) Arrhythmia: (–) Chest tightness: (–)

11. GU:

    Frequency: (–) Urgency: (–) Nocturia: (–) Dysuria: (–)

    Incontinence: (–) Hematuria: (–) Backache: (–)

    Acute Urinary: (–) Retention: (–) Oliguria: (–)

    Abnormal discharge: (–) Polyuria: (–)

12. Musculoskeletal:

    Muscle atrophy: (–) Involuntary movement: (–) Pain: (+)

    Amputation: (–) Deformity of limb or joint: (–)

    Limitation of ROM: (+)

（續下頁）…

（續上頁）…

13. Hematological:

    Cyanosis: (–) Pale sclera: (–) Ecchymosis: (–)

14. Mental status:

    Swing of mood: (–) Anxiety: (–) Memory loss: (–)

15. Skin:

    Itching: (–) Rash: (–) Ulcer: (–) Flush: (–)

    Abnormal pigmentation: (–) Jaundice: (–)

    Change of temperature: (–) Change of moisture: (–)

理學檢查(Physical Examination)

1. General Appearance: fair, clear consiousness.
2. Skin: L't eyelid laceration wound.
3. Ears: hearng:ok
4. Nose: no discharge.
5. Eyes: no pale.
6. Lymph Nodes: no enlargement.
7. Thyroid: no palpable mass.
8. Neck: supple.
9. Chest: bilateral breathing sound:clear.
10. Heart: RHBs
11. Abdomen: soft and no tenderness.
12. Spine and Extremities: Deformities: L't ankle swelling and ROM limited.

臨床臆斷(Impression)

Head injury with L't eyelid laceration wound.

L't ankle medial malleolar fracture.

Multiple abrasion wound.

L't food laceration wound.

Previous head injury with regular medication.

（續下頁）…

（續上頁）…

計畫(Plan)

1. Admission routine.
2. Pain relief.
3. Wound care.
4. Pre-op evaluation.
5. Surgical fixation of fracture with screws.
6. Cold packing for injuried limb.
7. Observation care.

主治醫師：____________
(Attending Physician)

住院醫師：____________
(Resident)

出院病歷摘要
DISCHARGE SUMMARY

姓名：陳××　　性別：男　　出生日期：○○○○年6月2日

床號：　　地址：　　電話：

轉入醫院：

入院日期：○○○○年7月30日　　骨科

轉科（床）：

出院日期：○○○○年8月6日

入院診斷(Admission Diagnosis)

1. Head injury with L't eyelid laceration wound.
2. L't ankle medial malleolar fracture.
3. Multiple abrasion wound.
4. L't foot laceration wound.
5. Previous head injury with regular medication.

出院診斷(Discharge Diagnosis)

1. Head injury with L't eyelid laceration wound.
2. L't distal tibia(ankle, medial malleolar) fracture.
3. Multiple abrasion wound.
4. L't foot laceration wound.
5. Contusion (OS).
6. Retinal hemorrhage(OS).

主訴(Chief Complaints)

Left ankle painful and swelling, ROM limited and eyelid open wound due to traffic accident.

（續下頁）…

（續上頁）…

病史(Brief History)

This is a 26 years old male patient, who was admitted via ER due to left ankle painful swelling and eyelid open wound after a traffic accident.

According to his description and ER record, he was quite well till his episode, he was brought to our ER for help. The X-ray revealed left ankle bimalleolar fracture and multiple pain was noted, he was brought to OR for emergent surgery.

體檢發現(Physical Examination)

Spine and Extremities: Deformities: L't ankles swelling and ROM limited.

手術日期方法及發現(Operation)

Operative data & methods

○○○○-7-30 Debridement.
ORIF with small screws.
On short leg splint.

Operation findings:

1. Left foot base side skin defect with sands contaminated.
2. Medial malleolar fracture (distal tibia), comminuted with bone defect.

住院治療經過(Course and Treatment)

○○○○-7-30 Debridement
ORIF with small screws.
On short leg splint.
○○○○-8-1 Removal of splint.

合併症(Complications)

1. Wound Infection: (–).
2. P-OP Bleeding: (–).

（續下頁）…

（續上頁）…

3. Wound Discharge: (–).
4. Fistula: (–).
5. ARDS: (–).
6. Abscess: (–).
7. Others: (–).

檢查記錄：一般檢查(Laboratory)

DP 檢驗項目	單位	7/1
Alcohol	mg/dL	Undetecte

HE 檢驗項目	單位	7/30
APTT	scc.	23.7
Baso	%	0.5
Eosin	%	3.3
HCT	%	42.6
HGB	g/dL	14.2
Lymph	%	36.9
MCH	pg	31.2
MCHC	%	33.4
MCV	fL	93.4
Mono	%	6.8
N-Seg	%	52.5
N.C.	sec.	10.6
Platelet	10^3/uL	117
Pro. Time	sec.	10.8
RBC	10^6/uL	4.56
WBC	10^3/uL	8.6

SC 檢驗項目	單位	7/30
B.U.N	mg/dL	11.3
Creatinine	mg/dL	0.9
GOT	IU/L	33
GPT	IU/L	32
Glucose(spot)	mg/dL	152
K	mcq/L	3.9
Na	mcq/L	141

（續下頁）…

（續上頁）…

檢查記錄：特殊檢查(Laboratory)

1. CT: Nil.
2. Sonogram: Nil.
3. Endoscope: Nil.
4. Others: Nil.
5. Pathology: Nil.
6. Autopsy Findings: Nil.

放射線報告(Radiology)

檢查類別：一般 X 光檢查(○○○○-07-30　13:27:19)

臨床診斷：

(MEMO)

檢查類別：RT 一般 X 光檢查(○○○○-07-30　15:11:09)

臨床診斷：

(MEMO)

檢查類別：RT 一般 X 光檢查(○○○○-07-31　08:12:26)

病理報告及解剖所見(Pathology)

Nil.

其他(Others)

Nil.

（續下頁）…

（續上頁）…

出院時情況(Discharge Status)

改門診治療。

出院指示與用藥(Recommendations and Medications)

1. APAP 1# PO QID×3days.
2. Ulex 2# PO QID×3days.
3. Efemolin(OS) TID 1bt.
4. Cephadol(25) 1# PO TID×7days.
5. On short leg splint.
6. Non weight bearing for 6 weeks.

主治醫師：____________
(Attending Physician)

住院醫師：____________
(Resident)

◉ 練習題

EXERCISE

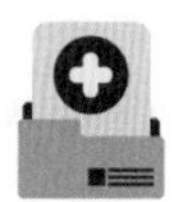

( ) 1. 陳先生此次手術排程是？

(a)早上第一台刀 (b)早上第二台刀
(c)急診刀 (d)下午第一台刀

( ) 2. 陳先生的個人病史不含？

(a)有喝酒習慣 (b)交通意外事故
(c)高血壓 (d)顴骨骨折

( ) 3. 陳先生此次入院的診斷不含？

(a)左足踝骨折 (b)左腳撕裂傷
(c)多處擦傷 (d)左顴骨骨折

( ) 4. 陳先生的症狀中不含？

(a)入院時有頭痛現象 (b)行動受限
(c)出院時使用短腿夾板 (d)體重減輕

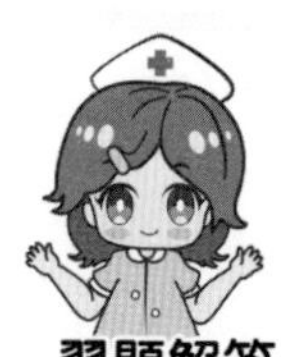

習題解答 QR code

五、婦　科

入院記錄
ADMISSION NOTE

病歷號碼：　　　　　　　　床號：
姓名：鄭××　　　　　　　　性別：女
年齡：54　　　　　　　　　出生年月日：○○○○年6月2日
入院日期：○○○○年4月10日　婦科

主訴(Chief Complaints)

Abnormal uterine bleeding for 3 years.

現在病症(Present Illness)

This 54-year-old female patient has suffered abnormal uterine bleeding for 3 years, she ever came to OPD for help and hormone therapy was administered, but symptoms was not improved.

According to the statements of the patient herself, her present illness should be traced back years ago. She has suffered abnormal uterine bleeding and progesterone was administered, but irregular spotting was persisted.

She visited or OPD for help and a uterine tumor about $3 \times 3 \times 2$ cm^3 was found. Unfortunately, the tumor became bigger recently under sona examination and cystic change was found.

Under the impression of uterine tumor, she was admitted and hysterectomy was arranged.

家族病史(Family History)

No contributory.

（續下頁）…

（續上頁）…

個人病史(Personal History)及過去病史(Past History)

1. Disease: DM.
2. Operation: nasal septum, s/p.
3. Accident: Denied any major accident.
4. Allergy: No known allergy.

出生前及後病史(Pre & Post Natal History)

Nil.

預防接種(Immunization)

As schedule.

系統整理(Systems Review)

1. General conditions:
   fever(−), general malaise(−), body weight loss(−), chills(−)
2. Head:
   headache(−), dizziness(−), trauma(−), hair loss(−), skull deformity(−)
3. Eyes:
   glasses(−), congestion(−), itching(−), pain(−), blurred vision(−), photophobia(−), ptosis(−)
4. Ears:
   pain(−), discharge(−), hearing loss(−), vertigo(−), tinnitus(−)
5. Nose:
   epistaxis(−), discharge(−), anosmia(−), DNS(−)
6. Mouth:
   dental caries(−), gum bleeding(−), gum hypertrophy(−), ulcer(−), limitation of tongue movement(−)

（續下頁）…

（續上頁）…

7. Throat:

   sore throat(−), hoarseness(−), tonsil enlargement(−)

8. Neck:

   stiffness(−), torticollis(−), abnormal mass(−), goiter(−), JVE(−)

9. Respiratory:

   cough(−), sputum(−), chest pain(−), hempotysis(−), dyspnea(−), SOB(−)

10. CV:

    palpitation(−), tachycardia(−), bradycardia(−), arrhythmia(−), chest tightness(−), orthopnea(−)

11. GI:

    anorexia(−), nausea(−), vomiting(−), diarrhea(−), constipation(−), dysphagia(−), heartburn(−), hematemesis(−), abdominal pain(+), abdominal tenderness(+), abdominal distension(−), melena(−)

12. GU:

    frequency(−), urgency(−), incontinence(−), dysuria(−), nocturia(−), hematuria(−), polyuria(−), oliguria(−), abnormal discharge(−)

13. Endocrine:

    moon face(−), weight change(−), hirsutism(−), polydipsia(−), decreased libido(−)

14. Musculoskeletal:

    muscle atrophy(−), involuntary movement(−), pain(−), deformity of limb or joint(−), limitation of ROM(−).

15. Mental status:

    swing of mood(−), anxiety(−), memory loss(−)

16. Hematological:

    cyanosis(−), pale sclera(−), petechiae(−), ecchymosis(−)

（續下頁）…

（續上頁）…

17. Skin:

itching(–), rash(–), ulcer(–), flush(–), jaundice(–), abnormal pigmentation(–), change of temperature(–), change of moisture(–)

理學檢查(Physical Examination)

1. General appearance: middle status, anxious-looking.
2. HEENT: NP.
3. Neck: JVE(–).
4. Lymph Nodes: impalpable.
5. Thyroid: normal size.
6. Breast: normal appearance.
7. Chest: symmertic expansion, breathing sound: bilateral clear.
8. Heart: regular heart beat without murmur.
9. Abdomen: soft.
10. Genitalia: outlet: normal.
11. Vagina: normal.
12. Fundus: enlarged.
13. Adnexa: impalpable.
14. Spine and extremities: freely movable.

特殊發現(Specific Finding)

Nil.

臨床臆斷(Impression)

Uterine tumor.

（續下頁）…

（續上頁）…

處理計畫(Plan)

1. On OR routine.
2. Sign OP permit.
3. Arrange LAVH.
4. Pre-OP preparation.
5. Post-OP care

主治醫師：____________ 住院醫師：____________
(Attending Physician) (Resident)

手術前評估單

病歷號碼：__________
姓　　名：鄭XX　☐男　☑女
床　　號：__________ 年齡：54

體　　重：47 公斤　　身高：152 公分
科　　別：Gyn.　　主治醫師：__________　　手術醫師：__________
第一助手：__________　　第二助手：__________　　第三助手：__________
手術日期：○○○○ 年 4 月 11 日 X 時 X 分　☐Star ☑Time Follow
手術房號：__________
預定手術使用時間：8 時 40 分
術前診斷代碼名稱：u't tumor R/O sarcomatous change
先前手術名稱：__________
預定手術代碼名稱：LAVH+BSO(Laparoscopic assisted vaginal hysterectomy + bilateralsalpingo-oophorectomy)
預定麻醉方式：☐LA ☑GA ☐IVGA ☐SA ☐EA ☐Block
☐電視系統 ☐患者已懷孕 ☐N-G tube ☐鼻管（左、右）
☐Double lumen tube（左、右） ☐口彎管 ☐non-kinking
☐A-lin ☐CVP ☐Swan Ganz
☐其他__________

OP position: ☐Supine ☐Prone ☐Semi-sitting ☑Lithotomy ☐右側躺 ☐左側躺

1. Past history: ☐Hypertension ☑DM ☐COPD ☐Asthma ☐CAD
   ☐allergy ☐CVA ☐epilepsy ☐uremia ☐Hepatitis
   ☐Cancer ☐AIDS
2. Physical examination: ☐Normal ☐Abnormal: __________
3. CXR: ☐無 ☐有 ☑Normal ☐Abnormal: __________
   EKG: ☐無 ☐有 ☑Normal ☐Abnormal: __________
   CBC:Hb______ WBC______ PT______ APTT______ platelet______
   Na^+______ K^-______ Cl^-______ BUN 15.4 Cr______ GOT 20
   GPT 21 Blood group A Rh +
   備血量：PRBC: 3 units WB:_____units FFP:_____units Platelet:_____units
4. 依特殊病情所做之相關檢驗：Sugar: 169 T3______ T4______ TSH ______

手術主治醫師簽名蓋章：XXX　　照會日期：__________

手術記錄
OPERATION REPORT

病歷號碼： ☐男 ☑女

姓　　名：鄭XX　　床　　號：　　年齡：54

Attending Doctor		Resident		Intern	
Anesthesia	☑General ☐Mask ☐Epidural ☐Spinal	☐IV or IM ☐Block ☐Retrobulbar ☐Trigeminale	Anesthetist		Date / Time

Preoperative Diagnosis:

Uterine tumor R/O sarcomatous change

Operation Method:

LAVH+BSO

Postoperative Diagnosis:

uterine tumor, frozen section is benign.

Surgeon:　　　　Assistant:

Finding:

4cm uterine tumor $\bar{c}$ cystic degeneration⇒LAVH+BSO

Procedure:
1. Patient was placed in lithotomy position and on general anesthesia.
2. Disinfected procedures as usual.
3. Applied uterine manipulator and inserted Foley catheter.
4. Draped clothes as routine.
5. Prepare suction-irrigation and bipolar electro-coagulation systems as usual.
6. Pneumoperitoneum was set up.
7. Insert the primary trocar at the inferior rim of umbilicus.
8. Three ancillary puncture sites were produced.
9. Carefully inspected the uterus and adnexa.
10. Divided the round ligament about 1~2 cm from its uterine insertion and opened the broad ligament.
11. Incised the peritoneal fold of the bladder and blunt dissect between the bladder and cervix.
12. Divided the Bil. ligaments carefully.
13. Divided the uterine vessels and the cardinal ligaments carfully.

Vaginal approach:
14. Traced the cervicovaginal junction.
15. Ant. and post. Colpotomy done.
16. Bil. uterosarcal ligament were clamped, cut, ligated, and marked.
17. Cardinal ligaments were clamped, cut and ligated.
18. Remove the uterus morcellation.
19. Closed the vaginal cuff with 1-0 Dexon.
20. Check bleeding vaginally.

Laparoscope approach:
21. Check bleeding laparoscopically.
22. Remove all laparoscopic instruments and suture the aport wounds.
23. Sent the patient to POR after awakening from general anesthesia.

Immediate Postoperative condition______Stable______
Estimation of blood loss______160cc______
Dr.________________
(Signature of Surgeon)

出院病歷摘要
DISCHARGE SUMMARY

姓名：鄭××　　性別：女　　出生日期：○○○○年6月2日
床號：　　地址：　　電話：
轉入醫院：
入院日期：○○○○年4月10日　　婦科
轉科（床）：
出院日期：○○○○年4月15日

入院診斷(Admission Diagnosis)

Uterine tumor with cystic change.

出院診斷(Discharge Diagnosis)

1. Benign uterine tumor.
2. DM.

主訴(Chief Complaint)

Abnormal uterine bleeding for 3 years.

病史(Brief History)

This 54 year-old female patient has suffered abnormal uterine bleeding for 3 years, she ever came to OPD for help and hormone therapy was admnistered, but symptoms was not improved.

According to the statements of the patient herself, her present illness should be traced back 3 years ago. She has suffered abnormal uterine bleeding and progesterone was administered, but irregular spotting was persisted.

She visited our OPD for help and a uterine tumor aboud $3\times3\times2\ cm^3$ was found. Unfortunately, the tumor became bigger recently under sona examination and cystic change was found.

Under th impression of uterine tumor, she was admitted and hysterectomy was arranged.

（續下頁）…

（續上頁）…

手術方法及發現(Operation)

Laparoscopic assisted vaginal hysterectomy + bilateral salpingo-oophorectomy: intramural tumor 4cm with cystic change.

住院治療經過(Course and Treatment)

1. Admitted on ○○○○-4-10.
2. OP was performed on ○○○○-4-11: Laparoscopic assisted vaginal hysterectomy + bilateral salpingo-oophorectomy: intramural tumor 4cm with cystic change.
3. Post-operative care.
4. MBD on ○○○○-4-15.

合併症(Complicatinos)

Nil.

檢查記錄：一般檢查(Laboratory)

BI 檢驗項目	單位	3/1	3/17
Cholesterol	mg/dL	208	
Creatinine	mg/dL		0.7
GOT	IU/L		20
GPT	IU/L		21
Glucose:AC	mg/dL	132	
Glucosc:PC	mg/dL		169
HDL-Chol	mg/dL	93	
$HbAl_c$	%	5.7	
K	mg/dL		4.1
Na	mg/dL		140
Triglyceride	mg/dL	78	
Urea-N	mg/dL		15.4

（續下頁）…

（續上頁）…

HE 檢驗項目	單位	3/17	3/24
APTT	sec.		24.2
Blood Type		0	
HCT	%	35.0	37.7
HGB	g/dl	11.8	12.5
I. N. R.			0.91
ISI			10
MCH	pg	31.2	31.4
MCHC	%	33.6	33.3
MCV	fL	92.8	94.1
N. C.	sec.		10.6
Platelet	10^3/uL	233	259
Pro. Time	sec.		9.6
RBC	10^6/uL	3.77	4.00
Rh		+	
WBC	10^3/uL	5.6	5.7

SI 檢驗項目	單位	3/24	
HCV/Ab	mg/dL	Neg	
HIV/Ab	mg/dL	1:32X(−)	
VDRL	IU/L	Neg	

UR 檢驗項目	單位	4/1	
Bilirubin		−	
Glucose	g/dL	−	
Ketone		−	
Nitrite		−	
Occult Blood		−	
Protein	mg/dL	−	
Sp. Gr.		<1.005	
Urobilinogen	E. U/dL	0.1	
pH		6.0	

（續下頁）…

（續上頁）…

檢查記錄：特殊檢查(Laboratory)

1. 檢查類別：婦科超音檢查(○○○○-3-20　09:51:04)
2. 臨床診斷：uterine myoma(tumor)

放射線報告(Radiology)

CXR: No active lung lesion.

病理報告及解剖所見(Pathology)

檢查類別：病理組織檢查(○○○○-3-20　09:58:56)

病理號碼：××××

組織由來：uterus

臨床診斷：AUB(abnormal uterine bleeding)

病理診斷：Proliferative endometrium

結果描述：

Uterus, endocervix, curettage, no significant pathologic change.

Uterus, endometrium, fractional D&C, proliferative phase.

The specimen is submitted in two separated bottles labeled as cervix and endometrium, fixed in formalin.

The cervix consists of several tissue fragments measuring up to 0.2×0.2×0.1 cm^3 in size.

The endometrium consists of several tissue fragments measuring up to 0.2×0.1 ×0.1 cm^3 in size. Grossly, the cervix is grayish and elastic.

The endometrium is brownish and soft.

All for sections are taken and labeled as follows:

A: cervix; B: endometrium.

（續下頁）…

（續上頁）…

Microscopically, section A shows mucus and endocervical glandular fragments. Section B reveals mucus proliferative phase endometrial glandular fragments.

檢查類別：病理組織檢查(○○○○-04-11 13:21:38)

病理診斷：

Pending.

其他(Others)

Nil.

出院時情況(Discharge Status)

改門診治療。

出院指示與用藥(Recommendations and Medications)

1. OPD Follow UP
2. Amoxil 1# PO Tid × 7days.
3. Mylanta 1# PO Tid × 7days.
4. Surgem 1# PO Tid × 7days.

主治醫師：____________ 住院醫師：____________
(Attending Physician) (Resident)

◉ 練習題 EXERCISE

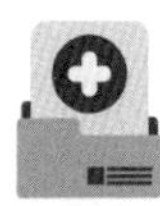

(　) 1. 鄭女士不曾有的症狀為：

(a)藥物過敏　(b)子宮點狀出血
(c)子宮腫瘤　(d)腹痛

(　) 2. 鄭女士這次由何處入院：

(a)急診處　(b)門診
(c)其他醫院轉診　(d)其他醫師轉科

(　) 3. 鄭女士這次入院是因：

(a)子宮出血　(b)子宮腫瘤
(c)不正常出血　(d)藥物過敏

(　) 4. 鄭女士這次手術臥位為：

(a)平躺　(b)俯臥
(c)側臥　(d)截石臥式

(　) 5. 鄭女士這次手術做了幾種切片？

(a)1 種　(b)2 種
(c)3 種　(d)無

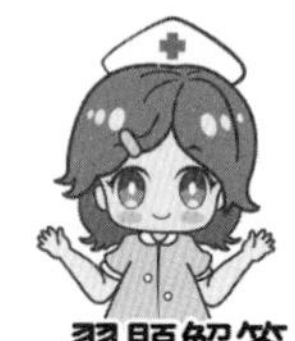

習題解答 QR code

六、產　科

入院記錄
ADMISSION NOTE

病歷號碼：　　床號：
姓名：洪XX　　性別：女
年齡：　　出生年月日：○○○○年6月2日
入院日期：○○○○年5月30日　　產科

主訴(Chief Complaints)

Regular uterine contraction followed by watery discharge since 3:00 AM.

現在病症(Present Illness)

This 24-year-old married woman, G1P0, was regularly followed-up at our OPD since early pregnancy. There was no particular event noted during pregnancy and AGA was documented. However, persistent breech presentation was found since 32 weeks of gestation. Regular uterine contraction combined with abdominal pain occurred at 3:00 AM in this early morning. Sudden gush of watery discharge was followed at 5:00 AM. She was brought to our DR for help and cervical os full dilatation was detected. The fetal heart rate pattern was reassuring. She was arranged to receive emergent C/S under impression of term in labor with 38+6 weeks of gestation and breech presentation.

家族病史(Family History)

No contributory.

個人病史(Personal History)

1. Occupation: housweife.
2. Education: College.
3. Habits: Drug(–)　Alcohol(–)　Smoking(–).

（續下頁）…

（續上頁）…

出生前及後病史(Pre & Post Natal History)

N-P.

預防接種(Immunization)

As schedule.

過去病史(Past History)

1. Diseases: denied of any systemic disease.
2. Operations: denied of any operation.
3. Accidents: denied of any major accident.
4. Allergies (food, drug, etc.): NK.

系統整理(Systems Review)

1. General appearance : fever(–), Wt. Loss(–), Fatigue(–), Anemia(–)
2. Cardio-Respiratory : Cough(–), Chest pain(–), Dyspnea(–), Edema(–), Hypertension(–), Sputum(–)
3. G-I: Appetite fair, Nausea(–), Vomiting(–)
4. Urinary: Frequency(–), Urgency(–), Nocturia(–), Dysuria(–), Hematuria(–), Backache(–), Acute urinary(–), Retention(–)
5. GYN & OBS: Gravida(1), Para(0), Abortion (0), D & C(0).
   LMP: ○○○○-08-31　　EDC: ○○○○-06-07
   Interval: 28 days　　Duration: 5~7 days.
   Dysmenorrhea(–), Menorrhagia(–).
   Menarche 11 year-old.

理學檢查(Physical Exam)

1. General appearance: middle status, anxious-looking
2. Vital signs: BP 110/70 mmHg　　TPR: 36.8/80/22

（續下頁）…

（續上頁）…

3. HEENT: NP.
4. Neck: JVE(−).
5. Lymph Nodes: impalpable.
6. Thyroid: Normal size.
7. Breast: normal appearance.
8. Chest: symmetric expansion, breathing sound bilateral clear.
9. Heart: Regular heart beat withour murmur.
10. Abdomen: Inspection: global with enlarged uterus
    no ecchymosis, mild superficial vein
    engorgement with striae gravidarum
    Auscultation: normoactive bowel sound
    Palpation: no rebounding pain
    tenderness while uterine contractions
    ovoid, with FSD:32cm
11. Per vaginal Exam: External Cx OS full dilatation
    Effacement: excellent
    Consistency: soft
    Station: +1
    Position: middle
12. Spine and extremites: freely movable, no pitting edema.

特殊發現(Specific Finding)

Ultrasonography	○○○○-05-23

Breech presentation
BPD: 36.5 weeks of gestation ⇒ SGA
BBW: 2587gm
placenta: posterior

（續下頁）…

（續上頁）…

臨床臆斷(Impression)

Term in labor with 38 + 6 weeks of gestation and breech presentation.

處理計畫(Plan)

1. On DR Routine.
2. Sign C/S permit.
3. Arrange C/S.
4. Pre-OP preparation.
5. Post-OP care.

主治醫師：____________
(Attending Physician)

住院醫師：____________
(Resident)

出院病歷摘要
DISCHARGE SUMMARY

姓名：洪ＸＸ　　性別：女　　出生日期：○○○○年6月2日

床號：　　地址：　　電話：

轉入醫院：

入院日期：○○○○年5月30日　　婦產科

轉科（床）：

出院日期：○○○○年6月5日

入院診斷(Admission Diagnosis)

Term in labor with 38 + 6 weeks gestaion and breech presentation.

出院診斷(Discharge Diagnosis)

Term in labor with 38 + 6 weeks of gestation and breech presentation.

⇒ C/S a lst female newborn

主訴(Chief Complaint)

Regular uterine contraction followed by watery discharge since 3:00 AM.

病史(Brief Hisory)

This 24-year-old married woman, G1P0, was regularly followed-up at our OPD since early pregnancy. There was no particular event noted during pregnancy and AGA was documented. However, persistent breech presentation was found since 32 weeks of gestation. Regular uterine contraction combined with abdominal pain occurred at 3:00 AM in this early morning. Sudden gush of watery discharge was followed at 5:00 AM. She was brought to our DR for help and cervical os full dilatation was detected. The fetal heart rate pattern was reassuring. She was arranged to receive emergent C/S under impression of term in labor with 38 + 6 weeks of gestation and breech presentaion.

（續下頁）…

（續上頁）…

體檢發現(Physical Examination)

Abdomen:soft, mild tenderness, operative wound:dry and clear uterine involution:appropriate.

手術方法及發現(Operation)

1. Abdominal incision.
2. Low Segment Transverse incision of uterus.
3. C/S her lst female newborn.
4. Blood loss about: 200 c.c..

住院治療經過(Course and Treatment)

1. C/S a lst female newborn on ○○○○/5/30 AM.
2. Post-OP course: wound ok.
3. MBD on ○○○○/06/05.

合併症(Complications)

Nil.

檢查記錄：一般檢查(Laboratory)

Nil.

檢查記錄：特殊檢查(Laboratory)

Ultrasonography	○○○○-05-23

Breech presentation.

BPD: 36.5weeks of gestation ⇒ SGA (small for gestion al age).

BBW: 2587gm.

placenta: posterior.

（續下頁）…

（續上頁）…

放射線報告(Radiology)

Nil.

病理報告及解剖所見(Pathology)

Nil.

其他(others)

Nil.

出院時情況(Discharge Status)

改門診治療。

出院指示與用藥(Recommendations and Medications)

OPD follow-up.

主治醫師：__________
(Attending Physician)

住院醫師：__________
(Resident)

◉ 練習題

EXERCISE 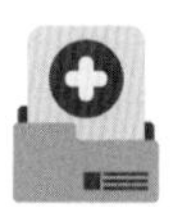

(　) 1. 洪小姐由何處入院？

(a)門診　(b)急診
(c)產房　(d)轉診

(　) 2. 洪小姐此次是因何入院？

(a)腹痛　(b)子宮規則收縮
(c)水腫　(d)妊娠糖尿病

(　) 3. 洪小姐此次情況為何？

(a)自然產，臀產式　(b)剖腹產，臀產式
(c)自然產，肩產式　(d)剖腹產，肩產式

(　) 4. 洪小姐此次生產為？

(a)第一胎，生男　(b)第一胎，生女
(c)第二胎，生男　(d)第二胎，生女

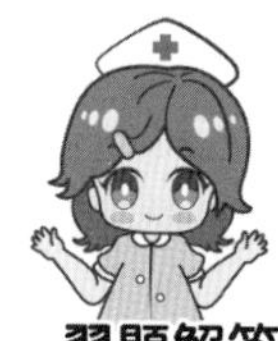

習題解答 QR code

七、婦　科

出院病歷摘要
DISCHARGE SUMMARY

姓名：張××　　性別：女　　出生日期：○○○○年6月2日
床號：　　地址：　　電話：
轉入醫院：
入院日期：○○○○年2月13日　　婦科
轉科（床）：
出院日期：○○○○年2月15日

住院診斷(Admission Diagnosis)

Ovariam CA, stage III, paraaortic LN (+), S/P debulking & C/T ×1, for 2nd C/T.

出院診斷(Discharge Diagnosis)

Ditto.

主訴(Chief Complaint)

for 2nd C/T.

病史(Brief History)

G5 P2 A3,　　allergy Hx:(−)

OP Hx:S/P debulking　　systemic dis:(−)

體檢發現(Physical Examination)

BP: 114/73mmHg

TPR: 36.4℃/69/21

（續下頁）…

（續上頁）…

手術方法及發現(Operation)

Nil.

住院治療經過(Course and Treatment)

○○○○.2.13: admission.

○○○○.2.14~2012.2.15: C/T.

○○○○.2.15: discharge.

合併症(Complications)

Nil.

出院時情況(Discharge Status)

☐治癒出院　☐繼續住院　☑改門診治療　☐死亡　☐病危自動出院

☐非病危自動出院　☐轉院　☐身分變更　☐潛逃　☐自殺　☐其他

檢查結果(Laboratory)

尿液常規：○○○○.2.13: WNL

糞便常規：○○○○.2.15: WNL

血液檢查：○○○○.2.15: Hb: 13.6

PLT: 188

WBC: 5.36

生化檢查：○○○○.2.13: Globulin: 2.4(↓)

血清檢查：Nil.

細菌檢查：Nil.

腦脊髓液檢查：Nil.

其　　他：Nil.

（續下頁）…

（續上頁）…

心電圖報告(EKG)

Nil.

放射線報告(Radiology)

Nil.

病理報告(Pathology)

Nil.

其他(Others)

Keep OPD F/U.

主治醫師：____________
(Attending Physician)

住院醫師：____________
(Resident)

病理檢查報告

病理號：　　　　　來　源：院內

申　請：0890105　檢　查：0890105　報　告：0890110　姓名：張××　50年次　女

[項目]

25002 中件切片

25006 冰凍切片

[臨床資料]

[病理報告]

Ovary, left, oophrectomy, serous cystadenocarcinoma

Ovary, right, excision, serous cystadenocarcinoma

[描述]

Frozen section shows carcinoma of bilateral ovaries.

The specimen submitted consists of the left ovary measuring $6\times6.5\times4$ cm^3 in size and a piece of right ovarian tissue measuring $3.5\times2.5\times1.5$ cm^3 is size in fresh state.

Grossly, the left ovary is unilocular cystic with solid part measuring $5\times4\times3.5$ cm^3 in size. The solid part is greyish white and soft. The capsule is involved by tumor. The right ovary also shows multiple small white tumor nodules measuring up to 0.6cm in diameter.

Microscopically, both right and left ovary show serous cystadenocarcinoma composed of cuboidal or polygonal tumor cells and prominent nucleoli arranged in papillary, glandular or solid patterns. mitotic figures are frequently seen. The capsule of left ovary is also involved by tumor cells.

報告醫師：×××

病理檢查報告

病理號：　　　　來　源：院內

申　請：0890106 檢　查：0890106 報　告：0890111　姓名：張XX 50 年次 女

[項目]

25004 超大件切片

[臨床資料]

[病理報告]

Uterus, cervix, hysterectomy, erosion

Uterus, endometrium, hysterectomy, secretory phase

Uterus, myometrium, hysterectomy, leiomyoma

Fallopian tube, bilateral, salpingectomy, none made

Ovary, right, oophorectomy, none made

Omentum, omentectomy, none made

Appendi, appendectomy, chronic inflammation

Peritoneum, biopsy, adenocarcinoma, metastatic

Colon, biopsy, adenocarcinoma, metastatic

Lymph nodes, regional, right, dissection, adenocarcinoma, metastatic

Lymph nodes, regional, left, dissection, adenocarcinoma, metastatic

[描述]

The specimen submitted consists of:

1. A uterus field is formalin. It weights 190gm and measures $11.5\times6.5\times5cm^3$. The myometrium measures 2.2cm with two myomas noted measuring up to 1cm diameter. The endometrium measures 0.2cm. The right fallopian tube measures 7 cm long 0.5cm diameter. The right ovary measures $2\times1.5\times1cm^3$. The left tube measures 5cm long and 0.5 cm diameter.
2. An appendix measures 5cm long and 0.4cm diameter.
3. A piece of omentum measures $25\times12\times1$ cm^3. It is yellow and soft.
4. Two pieces of cul-de-sac peritoneum measures up to $2\times2\times0.3cm^3$. They are gray and soft.

（續下頁）…

（續上頁）…

5. Five pieces of colon measures up to $3\times1\times0.5cm^3$. They are gray and soft.
6. Fifty-five lymph nodes are dissection from right and left side, measuring up to $4\times2\times0.5cm^3$.

Microscopically, metastatic adenocarcinoma is present involving 2 right para-aortic, 1 left para-aortic, 1 right obturator, 1 right external iliac lymph nodes, colon, cul-de-sac, and left pelvic wall. The section of cervix shows a picture of erosion. The section of uterus shows a picture of leiomyoma. The section of endometrium shows a picture of secretory phase. The section of appendix shows a picture of chronic inflammation. No remarkable change in present is both salpinxes, right ovary, and omentum.

報告醫師：×××

◉ 練習題 EXERCISE

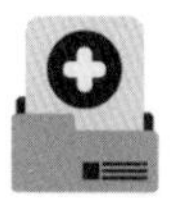

(　　) 1. 張小姐此次入院是因：

(a)卵巢癌　(b)淋巴癌

(c)化學療法治療　(d)做病理切片

(　　) 2. 張小姐的生產史為：

(a)懷孕 2 次　(b)生下 2 子

(c)生下 3 子　(d)流產 2 次

(　　) 3. 張小姐在 1 月 5 日及 6 日共取得幾件切片？

(a)1 件　(b)2 件

(c)3 件　(d)4 件

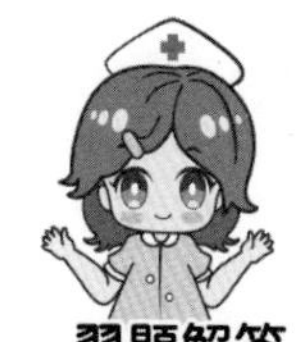

習題解答 QR code

八、小兒科

入院記錄
ADMISSION NOTE

病歷號碼：　　　　　　　　　　床號：
姓名：洪××　　　　　　　　　　性別：男
年齡：7y/0　　　　　　　　　　出生年月日：○○○○年6月2日
入院日期：○○○○年4月30日

主訴(Chief Complaints)

Fever, cough, running nose, sputum for 3 days.

現在病症(Present Illness)

This 7y/o male baby suffered from fever, cough with sputum and rhinorrhea for 3 days. According to his family, the p't still was poor feeding and decreased activity, no abd. pain and no vomiting, no diarrhea. So he was brought to our OPD for help where CXR revealed perihilar infiltration increasing and CPR: 5.65 WBC: 15900, under the impression of pneumonia, he was suggested to admitted to our ward for further evaluation and treatment.

家族病史(Family History)

Nil.

個人病史(Personal History)

URI.

出生前及後病史(Pre & Post Natal History)

NSD, term, BBW: 3.3kg.

預防接種(Immunization)

as schedule.

（續下頁）…

（續上頁）⋯

系統整理(Systems Review)

1. General: fever(+) weight loss(–) pale(–) fatigue(–)
2. HEENT: dizziness(–) headache(–) traumatic injury of skull(–)
   painful sensation of conjunctiva(–) vision impairment(–)
   hearing impairment(–) ear pain(–) discharge(–) tinnitus(–)
   epitaxis(–) nasal discharge(+) smell impairment(–)
   gum bleeding(–) ulceration(–) sorethroat(–).
3. Neck: stiffness(–) mass(–).
4. Respiratory tract: cough:(+) chest pain(–) dyspnea(–) hemoptysia(–)
   sputum(+).
5. CV: palpitation(–) tachypnea or orthopnea(–).
6. GI: appetite(–)abdomen pain (–) epigastric pain(–)
   nausea or vomiting(–) hematemesis or melena(–)
   diarrhea(–) constipation(–).
7. GU: urgency(–) frequency(–) dysuria(–) nocturia(–)
   incontinence(–) hematuria(–).
8. Neuromuscular: muscular atrophy(–) sensory disturbance(–)
   convulsion(–).
9. Endocrine: thirty(–) change of voice(–) hirsutism(–) polyuria(–).

理學檢查(Physical Examination)

1. GA: not acute ill-looking, activity: good
2. HEENT: no hematoma, no head injury
   eye: light reflex: normal(+/+)
   sclera: anicteric
   conj.: not pale
   neck: supple LNs: not palpable
   throat: slight injected, tonsil: not coating.

（續下頁）⋯

（續上頁）⋯

3. Chest: BS: rale(−) wheezing(−) rhonchi(−) coarse(+) stridor(−)
   symmetrical expansion(+).
   HS: RHB no murmur, no tachycardia.
   ABD: soft and flat
   no hepatosplenomegaly
   bowel sound: normactive
   no rebouding pain
   no knocking pain.
   EXT: freely, no leg edema, no lmitation of motion.
   skin: pink no cyanosis
   no skin rash
   skin turgor: normal.

特殊發現(Specific Finding)

Nil.

臨床臆斷(Impression)

pneumonia.

處理計畫(Plan of Management)

1. IVF.
2. Cefa. was given.
3. General survay.

主治醫師：＿＿＿＿＿＿ (Attending Physician)

住院醫師：＿＿＿＿＿＿ (Resident)

出院病歷摘要
DISCHARGE SUMMARY

姓名：洪××　　性別：男　　出生日期：○○○○年6月2日
床號：　　地址：　　電話：
轉入醫院：
入院日期：○○○○年4月30日　　小兒科
轉科（床）：
出院日期：○○○○年5月6日

入院診斷(Admission Diagnosis)

Bronchopneumonia.

出院診斷(Discharge Diagnosis)

Bronchopneumonia.

主訴(Chief Complaint)

Fever, cough, running nose, sputum for 3 days.

病史(Brief History)

This 7y/o male baby suffered from fever, cough with sputum and rhinorrhea for 3 days. According his family, the p't still was poor feeding and decreased activity, no abd. pain and no vomiting, diarrhea. So he was brought to our OPD for help where CXR revealed perihilar infiltration increasing and CRP:5.65 WBC:15900, under the impression of pneumonia, he was suggested to admit to our ward for further evaluation and treatment.

理學檢查(Physical Examination)

Chest: BS: coarse(+)　symmetrical expansion(+)

HS: RHB no murmur, no tachycardia

（續下頁）…

（續上頁）…

手術方法及發現(Operation)

Nil.

住院治療經過(Course and treatment)

After admission, cefa. and ilosone were used. mycoplasma Ab:1:80x(+) was noted later. Besides fever subsided /p ilosone use. Therefore cafa. was DC on 5/3. His condition improved and stable. However watery diarrhea, vomiting developed at 5/5. Nosocomial infection with Rota virus was suspected and proved later. Now vomiting subsided. Although still watery diarrhea(+), his condition is stable. After diet education, MDB and OPD F/U.

合併症(Complications)

Nil.

檢查記錄：一般檢查(Laboratory)

HE 檢驗項目	單位	4/29	5/1
Baso	%		0.1
CRP（定量）	mg/dL	5.63	4.29
Eosin	%		0.7
HCT	%	35.5	33.2
HGB	g/dL	12.0	11.3
Lymph	%	11	30.0
MCH	pg	27.3	27.2
MCHC	%	33.4	34.0
MCV	fL	81.5	79.9
Mono	%	2	11.8
N-Band	%	1	
N-Seg	%	86	57.1
Platelet	10^3/uL	200	173
RBC	10^6/uL	4.39	4.16
WBC	10^3/uL	15.9	6.8

SI 檢驗項目	單位	4/30
Cold Agglutinine		1:4X(−)
Mycoplasma Ab		1:80X(+)
stool: rota virus		(+)

（續下頁）…

（續上頁）…

檢查記錄：特殊檢查(Laboratory)

Nil.

放射線報告(Radiology)

CXR: perihilar infiltration.

病理報告及解剖所見(Pathology)

Nil.

其他(Other)

Nil.

出院時情況(Discharge Status)

改門診治療。

出院指示與用藥(Recommendations and Medications)

1. Ilosone 8c.c. PO qid × 7days.
2. Longifene 0.5# PO qid × 7days.
3. Bisolvon 0.5# PO qid × 7days.

主治醫師：____________
(Attending Physician)

住院醫師：____________
(Resident)

◉ 練習題

EXERCISE

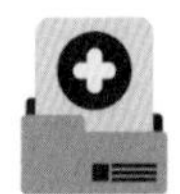

( ) 1. 請問洪小弟弟出生時是經由：

(a)剖腹產　(b)自然產

( ) 2. 洪小弟弟的診斷為：

(a)支氣管炎　(b)支氣管肺炎
(c)肺炎　(d)上呼吸道感染

( ) 3. 請問洪小弟弟的目前情況為：

(a)水狀腹瀉　(b)發燒
(c)使用抗生素中　(d)嘔吐

( ) 4. 從身體檢查，可知洪小弟弟的腹部：

(a)腸蠕動減慢　(b)無腸音
(c)腸音正常　(d)有反彈痛

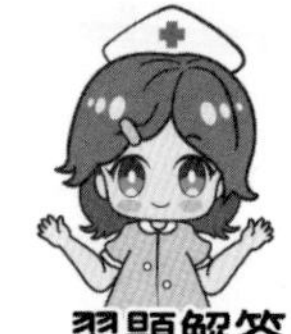

習題解答 QR code

九、精神科

入院記錄
ADMISSION NOTE

病歷號碼：	床號：
姓名：林ＸＸ	性別：女
年齡：18	出生年月日：○○○○年6月2日
入院日期：○○○○年1月27日	精神科

主訴(Chie Complaints)

職業：學生	初診：○○○○年 1 月 27 日
出生地：××	入院：○○○○年 1 月 27 日
教育程度：高二	第 1 次住院
身分：健保	婚姻狀況：未婚
資料提供人（與病人關係）：parents	宗教信仰：nil

主要問題：Progressive development of anxiety and persecutory delusion in recent one week.

現在病症(Present Illness)

This patient, 18y/o female, had been well in the past until in recent one week when progressive inappropriate behavior, sleep disturbance and persecutory delusion were noted. Tracing back the previous time period, according to the statement of mother, she got stick in internet in last August and often used computer till midnight. The school performance got deteriorated. With the complaint of noisy environment by the patient herself, she moved out her home and rent a room for living. However, two days later, she got nervous as someone want to kill her. So, with the progressive anxious status, she was escorted to our ER for further evaluation and treatment.

（續下頁）…

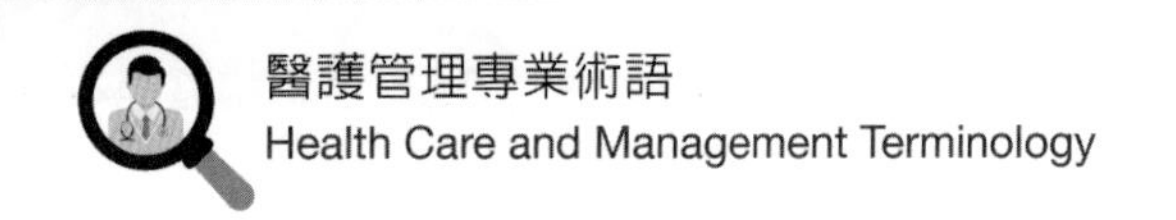

（續上頁）…

家族病史(Family History)

家族病史：DM(grandfater)

家庭狀況：父親在銀行上班
母親是學校職員
弟弟仍是學生

家族譜：

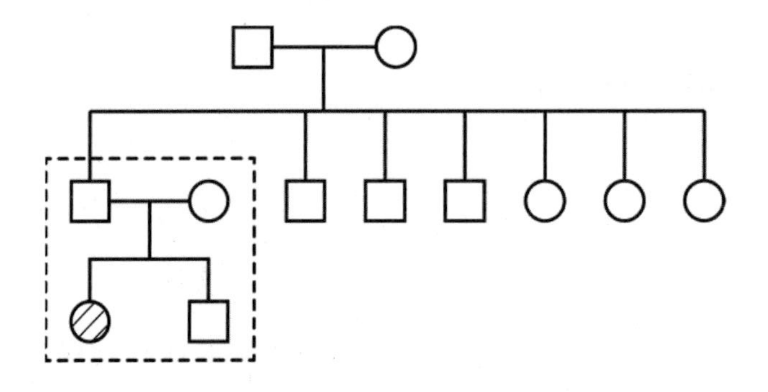

個人病史(Personal History)

出生與發育：無特殊異常

童年青少年史：無特殊異常

求學史：高中肄業，成績中等

就業史：無

休閒生活及興趣：較喜歡參與個人活動

社交和人際關係：人際關係普通、社交技巧普通

過去疾病及治療史：無

藥物濫用史：無

菸酒史：smoking(–)、alcohol drinking(–)

性及婚姻史：未婚

病前人格：內向(introverted)

（續下頁）…

（續上頁）…

出生前及後病史(Pre & Post Natal History)

Nil.

預防接種(Immunization)

As scheduled.

過去病史(Past History)

Allergic rhinintis.

系統整理(Systems Review)

No special finding.

理學檢查(Physical Exam)

Consciousness: hypervigilant.

General appearance: tidy, neat

Attitude, Manner: hostile suspicious guarded and uncooperative.

Attention, Concentration: distractabilty.

Mood, Affect: tense, anxious fearful and panicky.

Speech: relevant but reluctant or declare in detail.

Behavior: agitated.

Thought: delusion (persecution), phobic idea.

Perception: hallucination deny.

Drive: sleep disturbance, appetite no change, interest decreased, energy no change.

JOMAC: uncooperative.
intact orientation.

Insight: no psy, insight.

（續下頁）…

（續上頁）…

特殊發現(Specifiec Finding)

Nil.

臨床臆斷(Impression)

診斷及鑑別診斷：Psychotic disorder, NOS

疾病成因：

predisposing factor:no genetic loading

perpetuating factor:defer

precipitating factor:defer

主要問題【Problem List】:

A. vivid psychotic symptoms.

B. rule out organicity.

C. unknown life event.

處理計畫(Plan)

治療計畫：(Bio-Psycho-Social approach)

Biological intervention

藥物治療：antipsychotics

Psychological intervention

Supportive psychotherapy

Cognitive behaivoral therapy

Social skill training

Social intervention

Family assessment & therapy

Discharge planning

主治醫師：____________
(Attending Physician)

住院醫師：____________
(Resident)

出院病歷摘要
DISCHARGE SUMMARY

姓名：林ＸＸ　性別：女　出生日期：○○○○年6月2日
床號：　地址：　電話：
轉入醫院：
入院日期：○○○○年1月27日　精神科
轉科（床）：
出院日期：○○○○年3月21日

入院診斷(Admission Diagnosis)

Psychotic disorder, NOS.

出院診斷(Discharge Diagnosis)

Psychotic disorder, NOS.

主訴(Chief Complaint)

Progressive development of anxiety and persecutory delusion in recent one week.

病史(Brief History)

This patient, 18y/o female, had been well in the past until in recent one week progressive inappropriate behavior, sleep disturbance and persecutory delusion were noted.

Tracing back the previous time period, according to the statement of mother, she got stick in internet in last August and often used computer till midnight. The school performance got deteriorated. With the complaint of noisy environment by the patient herself, she moved out her home and rent a room for living. However, two days later, she got nervous that someone want to kill her. So, with the progressive anxious status, she was escorted to our ER for further evaluation and treatment.

最近生活事件：迷上上網，熬夜。

（續下頁）…

（續上頁）…

理學檢查(Physical Examination)

Consciousness: hypervigilant.

General appearance: tidy neat.

Attitude, Manner: hostile suspicious guarded and uncooperative.

Attention, Concentration: distractabilty.

Mood, Affect: tense, anxious, fearful and panicky.

Speech: relevant but reluctant or declare in detail.

Behavior: agiated.

Thought: delusion persecution, phobic idea.

Perception: hallucination deny.

Drive: sleep disturbance, appetite no change, interest decreased, energy no change.

JOMAC: uncooperative.
intact orientation.

Insight: No psy. Insight.

手術方法及發現(Operation)

Nil.

住院治療經過(Course and Treatment)

During admission, the agitated and irritable mood subsided rapidly while fixed delusional thought persisted. However, after administration of haldol as the drugs choice, the side effect(salivation muscle dystonia)was so severe that the chief medication then shifted to riseral. After two month admission, the clinical condition improved though the persecutory delusion still noted(but not significantly influence the social function) during interveiwing. So, with communication with parents, she was suggested transfering to DH for further rehabilitation.

（續下頁）…

（續上頁）…

合併症(Complications)

EPS noted during medication.

檢查記錄：一般檢查(Laboratory)

EN 檢驗項目	單位	1/29
T3	ng/mL	1.2
T4	ug/dL	9.0
TSH	IU/L	0.543

HE 檢驗項目	單位	1/27
Baso	%	0.7
Eosin	%	0.6
HCT	%	29.2
HGB	g/dL	9.9
Lymph	%	24.7
MCH	pg	27.9
MCHC	%	33.8
MCV	fL	82.7
Mono	%	8.3
N-Seg	10^3/uL	65.7
Platelet	10^3/uL	313
RBC	10^3/uL	3.53
WBC	10^3/uL	5.9

SC 檢驗項目	單位	1/27
B.U.N.	mg/dL	10.4
Creatinine	mg/dL	0.8
GOT	IU/L	19
GPT	IU/L	9
Glucose(spot)	mg/dL	108
K	meq/L	3.5
Na	meq/L	139

SI 檢驗項目	單位	1/29
HBsAg		Neg
HCV-Ab		Neg
VDRL		Neg

檢查記錄：特殊檢查(Laboratory)

Nil.

（續下頁）…

（續上頁）…

放射線報告(Radiology)

檢查類別：一般 X 光檢查○○○○-2-15 9:04:25

結果描述：

Chest film, routine view, shows normal lung fields. The heart shadow and aorta are normally found. The bony thorax is normally seen without pathology.

病理報告及解剖所見(Pathology)

Nil.

其他(Others)

Nil.

出院時情況(Discharge Status)

1. 轉日間病房。
2. 改門診治療。

主治醫師：____________
(Attending Physician)

住院醫師：____________
(Resident)

◉ 練習題

EXERCISE

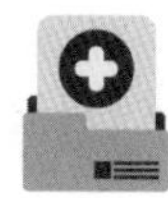

(　) 1. 林同學目前的症狀不含：

(a)被害妄想　(b)焦慮

(c)自言自語　(d)睡眠障礙

(　) 2. 由身體檢查可知：

(a)偶爾心悸　(b)瞳孔大小不一

(c)一切正常　(d)有糖尿病

(　) 3. 林同學精神狀態不含：

(a)焦慮　(b)妄想

(c)幻覺　(d)無病識感

(　) 4. 請問林同學由何處入院：

(a)門診　(b)急診處

(c)轉床　(d)由別院轉診

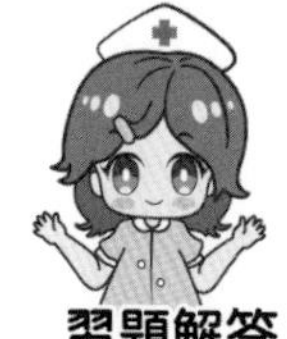

習題解答 QR code

參考文獻 REFERENCES

白宏毅(2009)．*英文病歷的寫法*（5 版）．南山堂。

陳楚杰(2002)．*醫院資材管理概論*．宏翰。

陳楚杰(2002)．*醫院組織與管理*．宏翰。

胡順江(2014)．*實用醫護術語*（2 版）．偉華。

李皎正(2023)．*常用醫護術語*（7 版）．華杏。

劉正義、袁瑞晃、楊青華(2014)．*華杏醫學縮寫辭典*（4 版）．華杏。

盧美秀(2005)．*臨床醫護手冊*（3 版）．華杏。

衛生福利部疾病管制署(2023)．https://www.cdc.gov.tw/

楊金蘭等(2020)．*醫護英文*．永大。

楊志良等(2019)．*健康保險*．文華圖書館管理。

藝軒圖書出版社編輯部(2002)．*道氏醫學大辭典*．藝軒。

張煥禎、張秉庠(2015)．*醫療行銷管理學*．華杏。

張淑媛等(2017)．*臨床醫學術語*．高立。

Marjorie Canfield Willis (2011). *Medical terminology: The language of health care* (2nd ed.). Jones & Bartlett Learning.

National Library of Medicine (2013). *Tracer methodology: An appropriate tool for assessing compliance with accreditation standards?*. https://pubmed.ncbi.nlm.nih.gov/27509541/

Springhouse Corp.(1998). *Medical terms and abbreviations (Healthcare professional guides)*. Springhouse Pub. Co.

Thomas Lathrop Stedman (2005). *Stedman's medical dictionary*. Lippincott, Williams & Wilkins.

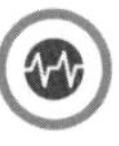

MEMO

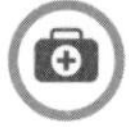 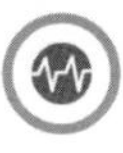 

MEMO

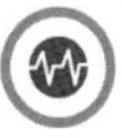  **MEMO**

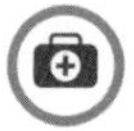
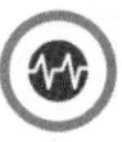

MEMO

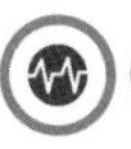

MEMO

國家圖書館出版品預行編目資料

醫護管理專業術語／楊紅玉、謝中興編著，－第四版－
新北市：新文京開發出版股份有限公司, 2023. 11
面；　公分
ISBN　978-986-430-983-2（平裝）

1.CST: 醫政管理　2.CST: 護理行政管理　3.CST: 術語

419.204　　112018262

醫護管理專業術語（四版）　（書號：**B094e4**）

編 著 者	楊紅玉、謝中興
出 版 者	新文京開發出版股份有限公司
地　　址	新北市中和區中山路二段 362 號 9 樓
電　　話	(02) 2244-8188（代表號）
F　A　X	(02) 2244-8189
郵　　撥	1958730-2
初　　版	西元 2000 年 08 月 30 日
第 二 版	西元 2001 年 02 月 25 日
第 三 版	西元 2012 年 02 月 10 日
第 四 版	西元 2023 年 11 月 15 日

建議售價：450 元

法律顧問：蕭雄淋律師

ISBN　978-986-430-983-2

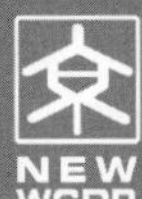
NEW
WCDP

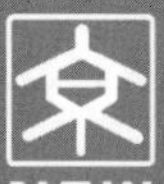
NEW
WCDP